歯科衛生士のための
歯科臨床概論

第2版

松井　恭平　森崎市治郎　白鳥たかみ　船奥　律子／編

医歯薬出版株式会社

【執筆者一覧】(執筆順)

松井　恭平 (千葉県立保健医療大学　名誉教授)

船奥　律子 (四国歯科衛生士学院専門学校　校長)

白鳥たかみ (元東京歯科大学短期大学　講師)

森崎市治郎 (梅花女子大学大学院　客員教授)

深山　治久 (東京医科歯科大学　名誉教授)

川原　博雄 (川原歯科医院　院長)

村上　秀明 (大阪大学大学院　教授)

荒川　浩久 (神奈川歯科大学／神奈川歯科大学短期大学部特任教授)

新井　一仁 (日本歯科大学　教授)

酒巻　裕之 (千葉県立保健医療大学　教授)

吉羽　邦彦 (新潟大学大学院　教授)

稲垣　幸司 (愛知学院大学短期大学部　教授)

高阪　利美 (愛知学院大学　特任教授／歯科衛生士リカレント研修センター　副センター長)

若林　則幸 (東京医科歯科大学大学院　教授)

戸原　玄 (東京医科歯科大学大学院　教授)

須佐　千明 (東京医科歯科大学大学院　非常勤講師)

角　保徳 (元国立長寿医療研究センター／歯科口腔先進医療開発センター　センター長)

守谷　恵未 (国立長寿医療研究センター)

中野　有生 (国立長寿医療研究センター)

石田　瞭 (東京歯科大学　教授)

This book is originally published in Japanese
under the title of :

SHIKAEISEISHI-NO TAMENO — SHIKARINSHŌGAIRON
(Introduction to Clinical Dentistry for Dental Hygienists)

MATSUI, Kyohei
MORISAKI, Ichijiro
SHIRATORI, Takami
FUNAOKU, Ritsuko

© 2016　1st ed
© 2022　2nd ed

ISHIYAKU PUBLISHERS, INC.
　7-10, Honkomagome 1 chome, Bunkyo-ku
　Tokyo 113-8612, Japan

第2版
はじめに

　2016年に本書を送り出して以来，多くの歯科衛生士を目指す学生諸君の歯科臨床についての理解を深めるための一助となったものと思う．

　歯科診療所を訪れたことがなく，歯科臨床にほとんど馴染みのない学生諸君にも，「歯科医療を行う側に立つ者」になることを前提にして，容易に理解できるようなものを作ろうという考えは，未だに変わることはない．

　しかしこのたび，初版発行から数年経過したこともあり，現場の意見や要望を踏まえ，理解しにくい「医療保険の仕組みと健康保険証」について新たに項目を建てた．また，2019年から続くCOVID-19（新型コロナウイルス）感染拡大により感染防止対策の拡充をはじめ，各編・各章の構成を一部追加・見直して歯科臨床についてさらに会得しやすいよう改めることにした．

　初めて目に耳にする事柄を学生諸君に「歯科医療を行う側に立つ者」として歯科医療についての理解を進める手段には，どのようなものがあるだろうかと探る努力は常に行っている．廻り道となるような内容もあるだろうが，手段をいとわず取り入れ，学生諸君の座右の書となるよう，努めたい．引き続き忌憚のないご意見を賜れれば幸甚に思う．

　2022年1月

編著者一同

第1版
はじめに

　新歯科衛生士教本『歯科臨床概論　第2版』が出版されてから13年が経過し，歯科医療を取り巻く多くの事柄も変化して，時代に馴染まなくなっている点も出てきたことから，テキストとして『歯科臨床概論』を改めたいという話を出版社からいただいた．そこで数人の先生方にお声掛けをして，改訂作業というより全く新しい教科書をつくる方向で，数回の会合をもち，今回の上梓に至った．

　改めるにあたり，歯科診療所を訪れたことがなく，歯科臨床にほとんど馴染みがない学生諸君にも，「歯科医療を行う側に立つ者」になることを前提にして，容易に理解できる内容にしようということになった．詳細については，それぞれの歯科医学の講義で教わるため，この『歯科臨床概論』では，なるべく平易な内容にしようということで同意が得られ，歯科衛生士学校養成所への入学が決まった学生諸君が，歯科医療を担う一員となるための理解を深めることができるように心掛けた．歯科衛生士学生のための歯科医学や歯科臨床への入門書であると同時に，要約した歯科診療の流れの紹介において，そのなかで活躍することになる歯科衛生士の役割を学生に自覚してもらうことを狙いとしている．

　このような考えから，Ⅰ編では，歯科診療所という場の紹介にとどまらず，歯科診療所を訪れる人とその理由や歯科診療所における業務を時間的な流れとして解説するなど，歯科臨床のほとんどが行われる歯科診療所での日常を，記載方法を工夫して理解しやすいものとした．

　Ⅱ編では各ライフステージに関わる歯科臨床および歯科衛生士の関係を表した図を挿入し，歯科臨床の専門分野を，図表や写真を使って平易に記載した．

　本書が多くの歯科衛生士教育機関において有効に活用され，歯科衛生士を目指す学生のお役に立つことを願ってやみません．

2016年3月

編著者一同

歯科衛生士のための 歯科臨床概論 第2版
CONTENTS

執筆分担

Ⅰ編
1章…………………… 松井　恭平
2章…………………… 松井　恭平
3章
　1.〜2. ………… 船奥　律子
　3.〜4. ………… 松井　恭平

Ⅱ編
1章…………………… 白鳥たかみ
2章…………………… 森崎市治郎
　1.■1 ………… 深山　治久
　　■2 ………… 川原　博雄
　　■3 ………… 村上　秀明

■4 …………… 深山　治久
2.■1 ………… 森崎市治郎
　■2 ………… 森崎市治郎
　■3 ………… 森崎市治郎
　■4 …………… 荒川　浩久
3. …………… 新井　一仁
4. …………… 酒巻　裕之
5. …………… 吉羽　邦彦
6.■1 ………… 稲垣　幸司
　■2 ………… 高阪　利美
　■3 ………… 高阪　利美
　■4 …………… 稲垣　幸司
　■5 …………… 稲垣　幸司

7. …………… 若林　則幸
8.■1 ………… 森崎市治郎
　■2 ………… 森崎市治郎
　■3 …………… 戸原　玄
　　　　　　　 須佐　千明
　■4 ………… 深山　治久
　■5 ………… 角　保徳
　　　　　　　 守谷　恵未
　　　　　　　 中野　有生
　■6 …………… 石田　瞭

撮影協力／萩野歯科医院
　　　　　（千葉県船橋市）

＊本書の写真はすべて許諾を得て掲載しています.

Ⅰ編

歯科診療
と
歯科診療所

1章　歯科診療とは

1. 歯科臨床の場

　歯科臨床（歯科診療を行うこと）は，主に歯科診療所，総合病院，大学附属病院で行われています．その他，介護老人保健施設，特別養護老人ホームなどの高齢者施設や居宅などでも歯科診療が行われます．施設や居宅では，診療のための設備がほとんどないので，歯科医師，歯科衛生士や補助者などのスタッフが診療に必要な器材を持参して，その場に訪問します．

　また，歯科治療ではありませんが，1歳6か月児歯科健康診査，3歳児歯科健康診査，就学時の歯科健康診断や会社・工場などでの従業員の定期健康診断，市町村が行うマタニティ教室など，それぞれ法律に基づいた健康診査や保健指導が行われます．

　診療所は入院設備がないあるいは19床以下の入院設備をもつ医療機関のことをさし，病院は20床以上の入院設備をもつ医療機関のことをさします．

　厚生労働省の調査では，約68,000の歯科診療所があり（令和3年医療施設動態調査），そこで働く歯科医師は約104,000人（令和2年12月末）とされています．

　他方，仕事に就いている歯科衛生士は142,760人，歯科技工士は34,826人（いずれも令和2年12月末厚生労働省調査）とされています．

　10万人を超す歯科衛生士の90%以上が歯科診療所に，約5%が病院に勤務しています（図 I-1）．

　歯科診療所の形態は，歯科医師が1～2人，歯科衛生士が3～5人，歯科技工士が0～1人という規模で行われているのがほとんどです（平成27年3月　日本歯科衛生士会：勤務実態報告書）．事務処理や受付業務を主に行う歯科助手が勤務していることもあります（p.7参照）．

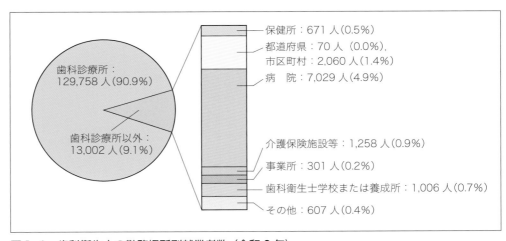

図 I-1　歯科衛生士の勤務場所別就業者数（令和2年）

2. 歯科診療の場と関わる人々

歯科診療がどこで行われるか，また，どのような状態で行われるかによって，関わる人が変わってきます．

1) 歯科診療所

一般的には歯科医師，歯科衛生士，歯科技工士，歯科助手などの職種で構成されます．歯科医師1人だけでも歯科診療所は開設できますが，さまざまな患者さんに対応するためには，歯科衛生士は複数必要です．歯科医師や歯科衛生士の手を止めさせないためには受付などを行う事務員も必要です．また，歯科技工士の多くは，外部に設置されている歯科技工所（ラボ）に勤務していますが，精密な義歯（入れ歯）の作製や患者さんのさまざまな要求に応えられるように歯科診療所の中で仕事をすることもあります．このほか歯科診療所には，診療器機のメインテナンスのためのメーカー，薬剤を納入する薬品会社，歯科材料，歯科用品の販売，また，歯科診療所内では作製できない義歯などに対応する外部の歯科技工所のスタッフも随時訪問してきます．

2) 病　院

歯科・口腔外科がある病院では，歯科医師，歯科衛生士が患者さんを担当します．入院の場合には，さらに看護師が加わります．口唇・口蓋裂（p.38 参照）の患者さんには言語聴覚士★が対応することもあります．また，周術期の患者さんの対応を手術担当医から歯科衛生士や看護師に求められることもあります．さらに，歯科以外の全身疾患で入院中の患者さんの口腔ケアを担当医から依頼されることもあります．この場合は，病棟看護師長，担当看護師も歯科診療に関わってきます．また，全身管理が必要な患者さんの場合には栄養サポートチーム（NST：Nutrition Support Team）や呼吸サポートチーム（RST：Respiration Support Team）が構成され，医師，看護師，管理栄養士，薬剤師，理学療法士，作業療法士，診療放射線技師などに加えて，歯科医師や歯科衛生士が参加することもあります．

病院に歯科がない場合は，連携のある歯科診療所に周術期の口腔ケア（p.94 参照）が依頼されます．

3) 居　宅

居宅の患者さんについては，患者さん自身や介護者から歯科診療の要望があったとしても，まず基礎疾患を担当する主治医，看護師から患者さんの状態を聴取し，対応を考える必要があります．また，症状によっては保健師，理学療法士，作業療法士，管理栄養士に加えて介護支援専門員（ケアマネジャー），市区町村の介護支援課職員などが加わる場合もあります．

4) 施　設

高齢者施設での歯科臨床は，歯科訪問診療として行います（p.96 参照）．医師，看護師，介護職員，介護支援専門員などと連携をとりながら，居宅での歯科臨床に準じて行われます．

歯科衛生士は，介護保険サービスとして，施設入所者への口腔衛生管理を行うこともあります．

5) その他

歯科医師・歯科衛生士が歯科健康診査や歯科保健指導を行う場が複数あります．

①学　校

「学校保健安全法」に基づいた歯科健康診断が幼稚園，小学校，中学校，高等学校など

で義務づけられており，学校に歯科医師・歯科衛生士が出向いて歯科健診を行います．学校側の窓口は養護教諭があたります．

②市区町村

「母子保健法」に基づいて，1歳6か月児歯科健康診査，3歳児歯科健康診査，乳幼児を対象とした事業が行われます．また，「健康増進法」に基づいた歯周病検診や「高齢者の医療の確保に関する法律」に基づいた高齢者を対象とした高血圧・循環器疾患★，糖尿病予防のための健康教室などに，医師，保健師，看護師，管理栄養士とともに，歯科医師，歯科衛生士が参加します．

③災害時

飛行機墜落などの大事故や，地震や台風などの大規模災害時の，亡くなられた人の身元確認には歯科医師・歯科衛生士の協力が欠かせません．個人の同定には，歯式（現在の歯の状態）や補綴装置（詰めもの・入れ歯など）による確認が最も確実な方法で，2011年3月に発生した東日本大震災では多くの歯科医師・歯科衛生士がこれらの作業にあたりました．

また，震災で義歯をなくした人や義歯を破損した人も多くいました．2016年4月に発生した熊本地震でも現地の歯科診療所は同じように被害を受け，対応できなかったため，バスを改造して診療用器材を載せた歯科診療車で歯科医師・歯科衛生士が避難所に駆けつけ，被災者の歯科治療のみならず口腔ケアも行われました．

3. 歯科診療の対象者

歯科を受診する理由は以下のようにさまざまあります．
1. 痛みや違和感をなくしてほしい
2. 違和感の原因を知りたい
3. 咀嚼機能（かむ力）や嚥下機能（食物をのみこむ力）を向上させたい
4. 審美★性の向上，容貌を改善したい
5. 歯・口腔の健康状態を維持したい
6. う蝕（むし歯）・歯周病の予防をしたい

歯の痛みや違和感の原因は，細菌感染によるう蝕や歯周病，転倒や交通事故などによる外傷，そして悪性新生物（がん）などがあります．患者さんは痛みや違和感を「ズキズキする」，「冷たいものがしみる」，「歯がグラグラする」など，さまざまな表現方法を用います．患者さんのそれぞれの訴えを的確に対処するために，各種検査（p.30～33参照）を行い，歯科医師が診断名を確定させ，痛みや違和感を取り除くために歯科医師・歯科衛生士が適切に対応します．

なかには，う蝕や外傷などの明らかな原因がないにも関わらず，精神的な理由により違和感を訴える人もいます．その場合，口腔内外の検査のみならず，生活環境や背景など患者さんの訴えを十分に聞くことも必要なことです．

咀嚼機能や嚥下機能，そして唾液分泌量などの生理機能は加齢とともに低下しますが，義歯の不適合や歯の位置異常などによっても咀嚼機能・嚥下機能は低下します．これらは治療や機能訓練により，改善可能なことが少なくありません（p.90参照）．

歯列（歯並び）不正や下顎前突などは矯正歯科治療（p.44参照）や手術などにより改善可能です．

しかし，全身疾患の後遺症による麻痺や障害などで，自分で口腔清掃ができない人に対しては歯科医師・歯科衛生士による口腔ケアが必須となります（p.86参照）．それは入院

患者，施設入所者，居宅の人でも同様です．また，全身疾患やその治療に使用される薬の影響が，歯科が担当する領域に病的な変化として現れることがあります（p.92 参照）．逆に，歯科疾患が全身疾患の引き金となることもありますので，原因となる病気を関係する医療職が連携して治療することが必要になります．

　また，症状を抑える，治すためだけにとどまらず，「歯・口腔の健康状態を維持したい」「う蝕・歯周病の予防をしたい」と将来起こるかもしれないことを未然に防ぐための，"予防"を希望して来院する人も近年増えています．たとえば，歯周病の治療後，歯と歯周組織の状態を維持するための定期的なメインテナンス（p.75 参照），あるいは，う蝕の発生を防ぐためのフッ化物の応用や小窩裂溝塡塞（p.40 参照），そして食生活指導などがあてはまります．

　このように，乳幼児から高齢者，障害をもった人まで，ライフステージ★すべてにおいて歯科診療の対象となり，歯科医師・歯科衛生士による専門的な対応は，ますます重要性を増してきています．

2章 歯科診療所

1. 歯科診療所のスタッフ

歯科診療所のスタッフの主な業務を紹介します.

1）歯科医師

6年間の歯科大学・大学歯学部での講義・実習のあと，国家試験を経て歯科医籍に登録されることで，歯科医療を行うことができます．歯科医療とは，歯・口腔の疾患の治療，保健指導，健康管理などで，う蝕も口腔内のがんも歯科医師が治療することになります．

口腔内の失われた機能を代わりのもので補塡すること，つまり補綴，充塡，修復物の装着などは歯科医師のみに許されている業務です．平成30年末現在で10万人を超す歯科医師がいますが，その約89％は歯科診療所を開設するか勤務しています．

2）歯科衛生士

「歯科衛生士法」に決められた国家資格の職です．業務は「歯科衛生士法」で定められており，歯科医師の指導のもとで「歯と口腔の健康の維持増進と疾患の予防」や，歯科医師と協働して「歯と口腔の疾患の治療の補助などを行う」と定義されています．このように人々の健康に関わる事柄を「歯と口腔の健康の維持増進」の視点から支援しています．具体的には，プラーク（歯垢）・歯石の除去（図Ⅰ-2，p.70参照），フッ化物の応用（p.42参照），小窩裂溝塡塞（p.40参照）など，う蝕や歯周病の予防をさす歯科予防処置，歯ブラシ・デンタルフロス・歯間ブラシなどの使用法を含めた口腔清掃法の指導や生活習慣の改善，摂食嚥下指導を含めた食生活指導などの歯科保健指導，それに歯科医師の診療の補助としての歯石除去やルートプレーニング（p.70参照），概形印象採得★，歯肉排除（歯肉圧排）などを行います．歯科衛生士は，歯科診療所をはじめ，病院（総合病院・歯科大

表Ⅰ-1　歯科衛生士学生が学ぶ教育内容

	教育内容	単位数
基礎分野	科学的思考の基盤	10
	人間と生活	
専門基礎分野	人体（歯・口腔を除く．）の構造と機能	4
	歯・口腔の構造と機能	5
	疾病の成り立ち及び回復過程の促進	6
	歯・口腔の健康と予防に関わる人間と社会の仕組み	7
専門分野	歯科衛生士概論	2
	臨床歯科医学	8
	歯科予防処置論	8
	歯科保健指導論	7
	歯科診療補助論	9
	臨地実習（臨床実習を含む．）	20
選択必修分野		7
合　計		93

〔歯科衛生士学校養成所指定規則の別表（平成7年）〕

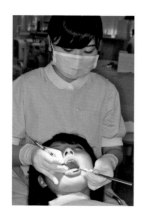

図Ⅰ-2　プラーク・歯石除去の様子
スケーラーを使用して，プラークや歯石を除去（スケーリング，p.70 参照）している.

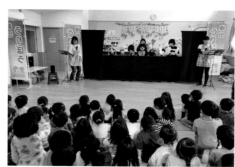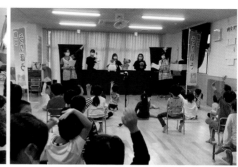

図Ⅰ-3　集団指導
歯科衛生士スタッフが幼児対象にボランティアで歯科保健教育用人形劇を行っている.
（尼崎市・村内歯科医院）

学附属の歯科専門病院），市町村などの自治体，学校（図Ⅰ-3），介護施設など，さまざまな場所で活躍していますが，その多くは歯科診療所に勤務しています（図Ⅰ-1 参照）.

　歯科衛生士は，医学や歯科医学の知識を学び，業務の訓練などを 3〜4 年の間に修得し（歯科衛生士養成所指定規則；93 単位）（表Ⅰ-1），歯科衛生士国家試験に合格し，登録することで，業務に就くことができます.

3）歯科技工士

　2〜4 年間の歯科技工についての講義と実習を経て，歯科技工士国家試験に合格することで，国家資格を得られます．歯科医師の指示に従い，義歯（入れ歯，さし歯），金属冠，歯列矯正装置などの製作・修理を行います．患者さんに触れることはできませんが，義歯の作製に必要な歯の形や色の確認のために，患者さんと顔をあわせることもあります．歯科診療所や病院に勤務している人もいますが，歯科衛生士とは異なり，自身で歯科技工所を開設することもできます.

4）歯科助手

　患者さんが持参する健康保険証の確認や治療代金の受け渡し，次回来院日の予約などの受付業務や診療室内の管理などを行います．特に法的資格はありませんが，患者さんとスムーズな意思の疎通を行うためには，歯科医療についての知識が必要です．そのために日本歯科医師会認定歯科助手資格制度を受講したり，専門学校で学ぶ人もいます．また，歯科材料の管理や出入りの業者との連絡，レセプト（診療報酬明細書）（p.20 参照）業務などを行う場合には，さらに充実した知識が必要になります.

2．歯科診療所の紹介

　1 章で解説したように，歯科治療や処置を行う場所はさまざまありますが，約 9 割が歯科診療所になります．標榜する診療科（歯科／矯正歯科／小児歯科／歯科口腔外科）や地域の特性，ニーズによっても歯科診療所の規模や置いてある機器は異なりますが，ここでは一般的な中規模歯科診療所を紹介します（図Ⅰ-4）.

1）患者さんのためのスペース

　患者さんは，徒歩で来院する人もいれば，乗用車や自転車で来院する人もいます．そのため，患者さん専用の駐車スペースを設けている歯科診療所があります.

　また，歯科診療所の入口は，車椅子でも来院しやすいようにスロープにするなど，バリアフリーを取り入れています.

A 待合スペース

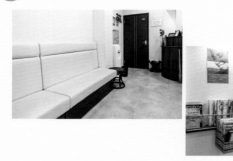

　患者さんが診療を待機したり，診療後の会計を待つところです．

　受診前の緊張をほぐすような工夫がされています．雑誌や絵本なども置かれています．患者さんがリラックスできるようにするだけでなく，処置中に出る音やスタッフ・患者さんの話し声がほかの人に聞こえないようにするためにBGMを流しています．

　待合スペースには子どもが遊びながら保護者の処置終了を待っていられるような工夫や，車椅子で利用できるトイレ，受診後に化粧を直すパウダースペースも用意されています．

B 受　付

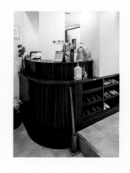

　来院された患者さんの受付，診察券や治療代金の受け渡し，次回来院日の予約などの手続きや事務処理をするところです．カウンターの中には歯科医師・歯科衛生士が行った処置が表示されるコンピュータディスプレイ，会計のためのキャッシュレジスター，電話機・ファクシミリ（ファックス）などの事務機器も用意されています．

　また，患者さんに販売するための歯ブラシやデンタルフロス，歯磨剤などの口腔清掃用具や歯・口腔の疾患予防のためのパンフレットなどもディスプレイされています．

C 相談室（カウンセリングルーム）

　治療内容や治療期間，治療費などを患者さんに説明するところです．

　患者さんに十分に納得していただいてから治療にとりかかる必要があります（インフォームド・コンセント，p.12参照）．

　待合スペースにいる人に聞こえないように，患者さんの個人情報を保護します．エックス線画像や歯・口腔の汚れの状態，歯列矯正の経過などを示すことができるようなディスプレイや口腔内の細菌を観察できるような顕微鏡が設備されていることもあります．患者さんに説明するのに必要な模型や紙媒体などの資料も用意されていることもあります．

　また，口腔清掃の指導ができるように洗面台を設けていることもあります．

D エックス線撮影室

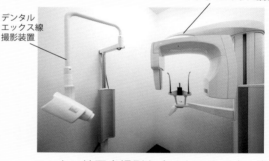

デンタルエックス線撮影装置

パノラマエックス線撮影装置

　エックス線写真撮影をするところです．歯科医療にとってエックス線検査は特に重要です．口腔内にフィルムに相当するものを入れて撮影するデンタルエックス線撮影装置と，上下の顎を一度に平面に展開して画像にするパノラマエックス線撮影装置が収められたスペースです．撮影の際にエックス線が漏れないような工夫がしてあります．

　エックス線照射のスイッチはエックス線撮影室の外で歯科医師が押します．歯科衛生士は，患者さんをエックス線撮影室へ案内後，防護衣の装着を行います．装置への頭部の固定やフィルムの位置づけを行うほか，フィルムや機器の日常的な管理を行います．

Ⓔ 診療室（歯科処置のためのスペース）

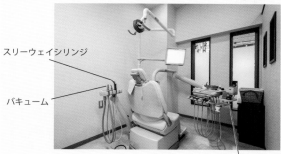

スリーウェイシリンジ

バキューム

ブラケットテーブル

　歯科医師や歯科衛生士が患者さんの処置を行うところです．患者さんが座ったあとに，背もたれや枕を動かして，処置を行いやすいようにすることができるデンタルチェアが置かれています．患者さんを水平にしたり全体の高さを変えることもできます．口腔内を明るく照らす照明もあります．歯を削るバーとよばれる切削器具やよく使う薬剤，綿花★などの小器具を載せて患者さんの周囲で動かすことができるブラケットテーブルが付属されていて，処置を行うための歯を削る2種類の器具（ハンドピース：高速回転のものと低速回転のものがある）や歯石を

取る超音波スケーラーが，その近くにあります．また，処置をしている箇所を洗浄・乾燥させるスリーウェイシリンジ（「水だけ」，「空気だけ」，「両方一緒に出して霧状で噴霧できる」のでスリーウェイという）や，口腔内の唾液や水を吸いとるバキュームも用意されています．患者さんが洗口するために一定量の水が注がれるコップと洗口液を吐き出すための洗面台（スピットン）もあります．スリーウェイシリンジは患者さんの左右側に，バキューム以外の器具は患者さんの右側に配置されています．

　デンタルチェアの周りには歯科医師や歯科衛生士が座って処置を行う椅子（オペレーティングスツール）や，手洗いのためのシンクを備えた診療用器材を収めておくキャビネットも置かれます．このキャビネットには処置に使用する器材〔歯科医師・歯科衛生士が患者さんに触れる際に使用するゴム手袋，処置に使用する小器具，歯を抜くときに使う鉗子や歯の型を採るときに使う型枠（トレー），患者用のエプロンなど〕が収められています．

　複数のデンタルチェアが用意されている場合，隣りの処置が見えないように衝立を設けたり，個室になっているところもあります．

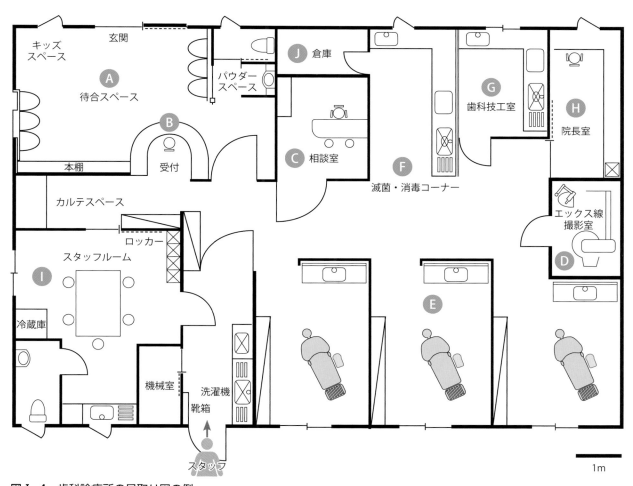

図Ⅰ-4　歯科診療所の見取り図の例

2）スタッフのためのスペース

F 滅菌・消毒コーナー

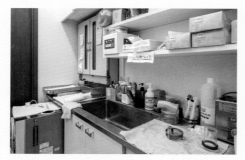

歯科用器材を滅菌・消毒して，保管するところです．

どのような場合でも，患者相互，術者と患者相互で細菌感染の原因となるような状態は避けなければなりません．患者さんがたとえ感染症に感染していたとしても対応できるような対策をします（スタンダードプレコーション，p.11参照）．患者さんの唾液・血液や患者さんが使ったコップや使用器具は不潔なものとして扱い，別の患者さんには，使い捨てのもの（ディスポーザブル，滅菌済み）を除いて，必ず滅菌した（すべての細菌・ウイルスを殺した）ものを使用します．繰り返して使用する器具は，使用後，厚手のゴム手袋で防護した状態で洗浄し，滅菌して保管します．そのための洗浄用シンクや超音波洗浄器，高圧蒸気滅菌器（オートクレーブ）や滅菌済みの器材を格納する格納庫などが設けられています．

G 歯科技工室

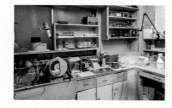 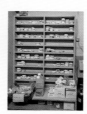

歯冠補綴装置（詰めものや歯に被せるもの），義歯などをつくる専門職である歯科技工士が作業する部屋です．歯科医師が患者さんの歯の型を採り（印象採得），歯科技工士に型を渡し，石膏を流して口腔内を再現して，歯冠補綴装置や義歯をつくります．

簡単な義歯の修理などをすることもあります．

J 倉　庫

歯科処置に使用する材料などを保管するためのスペースです．用途別に区分されています．歯科訪問診療に出かける際に携行する器材を収めておくこともあります．

H 院長室 ／ I スタッフルーム

 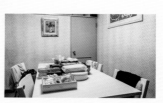

院長が事務処理などをする院長室と従業員が休憩や食事をするためのスタッフルームがあります．

スタッフルームはミニキッチンが付いていることもあります．また，診療室で使ったタオルなどを洗う洗濯機などが置かれることもあります．従業員のためのロッカーや事務連絡のための掲示板なども用意されています．

従業員は診療開始前に出勤して準備を始めなければなりませんので，患者用とは違う場所に出入口が設けられています．実習で歯科診療所を訪問する際には，スタッフ用の出入口の場所も確認しておく必要があります．

3. 歯科診療所における安全管理

1）医療安全

　医療を行うということは，"病める人から苦痛を解放する"ことが目的です．患者さんが安全に安心して診療を受けることができるように環境を整えて行うことで，初めて治療をしたといえます．

2）危険と隣り合わせの医療

　医療はさまざまな機器，薬剤などを使用します．正しい使用法であれば問題は生じませんが，操作を誤ったり，薬剤を間違えたり，薬剤が正しくても分量を誤って使ってしまった場合などは重大な問題を引き起こし，死亡という最悪の事態につながる可能性も全くないとはいえません．また，患者さんに使う直前に，誤った使用法に医療従事者側が気がつき，大事に至らなかったケースが起こっているかもしれません．

　このような医療事故になる前の状態（インシデント）や医療事故（アクシデント）を減らすために，すべての医療行為に規則を決め，規則通りに行うことで事故を未然に防ごうと医科・歯科を含むすべての臨床の場で日々努力が行われています．「こんなことがあった」，「あんな危険なことがあった」などの事例（ケース）を医療に携わるスタッフ全員で共有するためにインシデント・アクシデントレポートが作成され，なぜそのようなことが起こったのかを分析し，安全に医療を行うためのルールの周知もはかられています．

　処置で使った鋭利な器材を処理するときに怪我をしてしまうこともアクシデントの1つですし，待合室から患者さんを案内した際，同姓で別の患者さんに処置を始めようとして気がつくなどということもインシデントの1つです．

3）感染防止対策

　念頭に置かなければならないことは，①歯科臨床で処置の対象となる口腔内には，常在菌が存在し，また，咳やクシャミ，エアタービン（歯などを削る回転切削器具の1つ），超音波スケーラーなどの使用でエアロゾル（飛沫，霧状のしぶき）が診療室に飛びやすいこと，②歯科処置のほとんどが，多かれ少なかれ出血を伴い，体液の1つである唾液も存在する場所で行われることです．

　治療行為によって患者さんから術者が感染すること，また，術者が感染している疾患を患者さんや周囲の人たちに感染させることはあってはならないことです．

　この考え方が最も整理されたものが，「スタンダードプレコーション」とよばれる考え方で，米国疾病予防管理センター（CDC）が推奨したものです．先に「ユニバーサルプレコーション」という血液に由来する病原体の感染リスクに対する考え方（注：ヨーロッパでのユニバーサルプレコーションはスタンダードプレコーションと同義）が公表されています．血液，体液，分泌物（汗を除く），排泄物，損傷のある皮膚，粘膜，そのものおよびそれらと接触したものすべてを感染性物質として扱うという基本的概念に基づき，医療従事者とほかの患者さんに感染が広がらないような「標準予防策」となっています．

　このような「標準予防策」をとり，HBV（B型肝炎ウイルス）やHIV（ヒト免疫不全ウイルス）など，接触が原因となる感染の拡大を防ぐ努力がなされています．また，2020年，世界中に感染拡大した新型コロナウイルス感染症（COVID-19）は，感染の伝搬がエアロゾルとウイルスの付着した部分に触れ，さらにその触れた手指で粘膜を触ることによるものであることが判明しています．これらの感染を防ぐために，歯科医師と歯科衛生士は，防護具の上にガウン，顔にはゴーグルとマスクもしくはフェイスシールドとマスクを装着します．手にはゴム手袋を装着します．さらに唾液や削片・歯石が飛散する処置に

参考図書

『ウィルキンス歯科衛生士の臨床　原著第11版』
感染予防に関係した記載が，歯科衛生活動の予備知識として詳細に記載されています．

は，口腔外バキュームを使用して飛散を抑えます．HBV，HIV，新型コロナウイルスなどウイルスの感染を防止する装備の一例として，防護具を装備した姿（図Ⅰ-5）と口腔外バキューム（図Ⅰ-6）を示します．

4）廃棄物の管理

医療を行うことで廃棄物が必ず出てきます．診療終了後，滅菌・消毒スペースで洗浄・滅菌する器具と廃棄する材料に区分します．メスや注射針などの鋭利な器材，血液や唾液の付いたガーゼ・綿花，血餅★や膿汁★など触れると感染が広がる可能性のあるものなどが廃棄の対象になります．スタンダードプレコーションの考えに従えば，繰り返して使用する器具は，破れる可能性の低い厚手のゴム手袋をつけて，十分に流水で洗い，滅菌して再使用に備えますが，患者さんに使用したディスポーザブルの材料はすべて廃棄します．

医療廃棄物はその状態によって区分した容器に格納し，専門の業者に処理を依頼して引き取ってもらいます．廃棄物を収める容器にはそれぞれどのようなものが入っているかわかるように色分けされたバイオハザードマークが付けられています（図Ⅰ-7, 8，表Ⅰ-2）．

5）インフォームド・コンセント（説明と同意）

医療・歯科医療を行う場合，その仕事に携わる者には国家資格が必要です．また，医療を行う際のさまざまな取り決めが「医療法」に定められています．医療法第1条の4第2項には，「医師，歯科医師，薬剤師，看護師その他の医療の担い手は，医療を提供するにあたり，適切な説明を行い，医療を受ける者の理解を得るように努めなければならない」とあります．歯科衛生士も含まれることは当然です．

このような考えは，医療者側が行う医療の内容を，患者さんに理解できるように説明し，患者さんがその説明に納得して自主的な同意を得る，ということです．患者さんは，自身の疾病がどのような状態で，どのような処置を行えば治るのか，またその処置を受けることでどのような得失があるのか，さらにその後の経過がどのようになるのかを知る権利があるということに基づいています．このように患者さんに説明をして同意を得ることを「インフォームド・コンセント」といいます．「患者の権利」については，古くはギリシャ時代に書かれた『ヒポクラテスの誓い』から，1981年に公表された『リスボン宣言』まであります．

歯科で行う処置でも同じように，患者さんの状態を患者さん自身に理解してもらうことができるように，わかりやすく平易な言葉で説明し，十分に納得してもらって，自主的な同意が得られるように努めなければなりません．特に専門用語は誤解や理解を妨げることが多いので，言い回しを考えて説明する必要があります．たとえ患者さん自身が，さまざまな手段で情報を手に入れていても，信頼が得られるような説明に努めなければなりません．

また，処置に複数の方法・手段が考えられる場合，すべての方法・手段を説明したうえで，患者さんが納得して選ぶという考え方もあります．これを「インフォームド・チョイス」とよびます．

「インフォームド・コンセント」，「インフォームド・チョイス」を行うためのスペースが歯科診療所に相談室（カウンセリングルーム）として設けられていることもあります．患者さんに紙媒体や処置内容を撮影した画像・エックス線像をディスプレイに表示して具体的に説明できるように，デンタルチェアとは異なる対面式のスペースになっていることが多いようです（p.8 参照）．

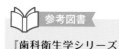

参考図書

『歯科衛生学シリーズ
歯科医療倫理学』
「インフォームド・コンセント」や「インフォームド・チョイス」について，詳細に記載されています．

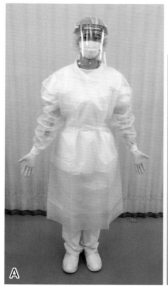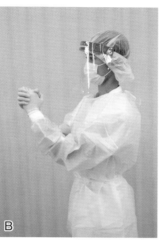

図Ⅰ-5　防護具を装備
A：全身像
B：フェイスシールドで飛沫を防護

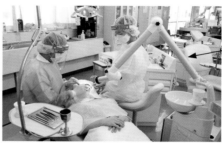

図Ⅰ-6　口腔外バキュームを使って処置を
している様子

口腔外
バキューム

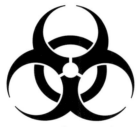

図Ⅰ-7　バイオハザード
マーク

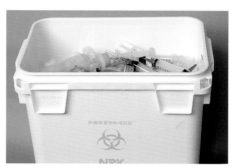

図Ⅰ-8　バイオハザードマーク（黄）付き
容器と内容物

表Ⅰ-2　バイオハザードマークの色と感染性廃棄物の形態

マークの色		廃棄物の状態
赤	☣	血液，膿汁など，液状・泥状のもの
橙	☣	固形状のもの
黄	☣	注射針，メス，ルートキャナルリーマーなど鋭利なもの

3章　歯科診療所における業務

1. 歯科診療所全体に関わる業務

　歯科診療所での1日の業務は，診療時間を軸にルーチン・ワーク（表I-3）が整えられています．診療時間は，診療内容，地域の特性や来院する患者さんの年齢層などにより，休診日とともに決定され，さまざまな方法で明示されています．さらに始業時間や終業時間，昼食休憩時間などがそれぞれの歯科診療所で設定されています．また，歯科診療中の主な業務以外に歯科診療を行っていくうえでは欠かせない大切な業務がたくさんあります．これらの業務は，歯科助手や受付事務担当者と協力して行う場合もあります．

表I-3　歯科診療室全体に関わる業務（例）

1日の流れ	診療室の管理	感染対策	受付事務・技工補助業務その他
診療前の準備	□診療室のすべての電源オン（コンプレッサー，デンタルユニット，BGM，空調，レセプトコンピュータ等） □院内外の清掃（エントランス，待合室，診療室，技工室，トイレ等） □ユニットの整備	□身支度 □手洗い □浸漬消毒液の調製 □診療器具，器材の消毒・滅菌 □滅菌済み器材の保管 □診療内容ごとの器材のセッティング	□診療予約患者の確認（歯科訪問診療も含む） □連絡事項の確認（スタッフミーティング） □硬化模型の取り出し □硬化模型のトリミング □印象材溶解液に浸漬したトレーの清掃
歯科診療（午前） ※診療室での歯科衛生業務は表I-4に示す	□院内の環境チェック（室内温度，トイレ，待合室等） □院内の安全管理	□患者ごとの手袋交換，マスク，ゴーグルの着用 □廃棄物の分別処理 □使用済み器具，器材の洗浄 □洗浄後の滅菌・消毒 □ハンドピース★類のメンテナンスと滅菌 □チューブ内残留水・残留空気の排出 □デンタルユニットの清拭	□当日来院患者，来客者の対応 □問診票の記入説明 □電話での予約受付 □歯科医療事務（歯科診療録作成，診療報酬明細書，紹介状・診断書等の管理等） □診療報酬一部負担金の徴収 □口腔清掃用品の販売 □歯科技工指示書と石膏模型，納品 □技工物の受け渡し
昼食休憩時間	□院内の換気	□手洗い	□休憩・午後診療開始時間案内
歯科診療（午後）	■午前と同様	■午前と同様 □コンプレッサードレーンの排水（週1回）	■午前と同様 □歯科技工指示書の作成と模型の照合，依頼準備
診療終了後の整備	□デンタルチェアのスピットン，スピットンフィルターの清掃 □診療室のすべての電源オフ	□医療廃棄物の処理・梱包	□硬化模型の取り出し □硬化模型のトリミング □印象材溶解液に浸漬したトレーの清掃

2. 歯科診療所における歯科診療と歯科衛生業務

　患者さんが歯科診療所を訪れると，スタッフが対応して，歯科診療の準備をします．歯科衛生士は，歯科予防処置，歯科診療補助，歯科保健指導など治療・処置に直接関わる業務を行います．歯科診療補助は，診療の流れを把握し，患者さんの状態を確認しながら，歯科医師の診療がスムーズに行えるよう共同作業を中心に行います．患者さんを待たせない・不安にさせないなどの工夫をし，診療をスムーズに進めるために歯科衛生士が処置可能・対応可能な内容を把握して，準備を進めることが必要で大事なことです．このような行動の1つひとつの積み重ねが，患者さん一人ひとりのチェアタイム（チェアに座っている時間）を短縮することにつながります．

　歯科診療所での主な歯科診療とそれに関わる歯科衛生業務のうち，患者さんをデンタルチェアに案内するところから，診療が終わって退出を促すまでの具体的な動きを図Ⅰ-9に，主な歯科衛生業務を表Ⅰ-4に示します．また，歯科予防処置や歯科保健指導では，歯科医師の指示を受け，患者さんの口腔ケア（口腔健康管理），歯科疾患の予防や治療後のメインテナンスを行います．この場合，歯科衛生士は歯科衛生業務を記録することが義務づけられています．

①患者さんがデンタルチェアに座るまで

受付で手に取った診療録を見ながら患者に声をかけ，本人確認（必ずフルネームで）をする．

↓

患者を座ってもらうチェアに誘導する．

↓

汚れ防止のためのエプロンなどを装着（必要に応じて膝掛けも）する．

↓

眼鏡を外していただき，その眼鏡を預かる．

↓

口紅を付けている人には落としてもらうようティッシュペーパーと手鏡を渡す．

→

コップに洗口剤を入れて患者に洗口を促す（エアロゾルを減少させることができる）．

↓

初診の場合，主訴を確認し，既往歴・現症・家族歴などを聞き，（歯科）診療録（図Ⅰ-13参照）に記録する．
再診の場合，再来院までの経過を確認する．

↓

デンタルチェアを診療位置にセットする．

↓

口腔内を観察して，歯科医師に患者の様子を伝え，診察に備える．

図Ⅰ-9　診療開始から終了までの一連の流れ

②診療が始まると・・・

A：初診の場合

主訴や既往歴・現症など必要と思われる事柄を歯科医師に伝え，診察を依頼する.

歯科医師が行う診査内容の口述を診療録に記載する.

エックス線撮影
撮影室に案内．エックス線防護について説明し，防護具を患者に着用し，指示のあった撮影装置で，位置づけを行う．（注：エックス線照射は歯科医師が行う）

歯科医師がエックス線写真を観察し，診断する．患者に処置方針が説明されるので，処置内容にあった準備を始める.

処置
処置内容にあわせた歯科診療補助を行う.

B：再診の場合

当日行う処置内容が診療録から判断できるので，器材の準備を行う．また，歯科衛生士の診療補助行為の範囲であれば，歯科医師に確認のうえ，患者に声をかけて処置を始める．以下に数例を示す.

▪ スケーリング・ルートプレーニング（SRP）（p.70 参照）
歯科衛生士単独で処置を始める.

▪ 歯内療法（p.63 参照）
ラバーダム防湿と仮封材の除去を行い，歯科医師が開始するのを待つ.

▪ 除痛を伴う処置（p.52 参照）
表面麻酔薬を塗布し，奏効するのを待つ.

▪ 歯冠形成（p.78 参照）の準備
対合歯の印象採得を行うことや，修復物・補綴装置の材料の種類による特徴・コストなどをわかりやすく患者に説明する.

③診療が終ったら・・・

エプロンなどを外し，洗口を促した後，預っていた眼鏡を返し，手鏡・ティッシュペーパーを渡して口の周囲の汚れを確認してもらう.

内容によっては処置後に出る痛みなどの不快事項や注意点などを伝える.

デンタルチェアから離れることを促し，受付で次回の予約と会計をするよう声をかける.

図 I -9　診療開始から終了までの一連の流れ（つづき）

表 I-4 歯科診療所での主な歯科診療と歯科衛生業務

歯科衛生業務の分類		歯科診療内容の概要
歯科診療補助	保存修復	・診査・検査 ・軟化象牙質の除去 ・覆髄 ・グラスアイオノマーセメント修復 ・コンポジットレジン修復 ・インレー（内側の修復物）の窩洞形成，印象採得 ・インレー装着 ・ホワイトニング
	歯内療法	・診査・検査 ・生活歯髄切断法 ・抜髄 ・感染根管処置 ・根管充填
	歯周治療	・診査・検査 ・歯周基本治療 ・機械的歯面研磨（PTC） ・暫間固定★ ・SRP ・知覚過敏の処置 ・歯周外科治療 ・メインテナンス ・SPT ・咬合性外傷に対する処置
	口腔外科	・診査・検査 ・バイタルサインのチェック ・抜歯 ・膿瘍★切開，排膿 ・粘膜疾患（アフタ性口内炎，口腔カンジダ症など） ・歯の脱臼 ・顎関節症 ・顎骨骨折 ・悪性腫瘍 ・インプラント
	歯科補綴（クラウン）	・診査・検査 ・前処置，概形印象 ・メタルコアの形成，印象採得 ・テンポラリークラウン作製 ・歯冠形成，精密印象，咬合採得 ・試適，調整，歯冠補綴装置の装着
	歯科補綴（ブリッジ）	・診査・検査 ・前処置，概形印象 ・歯冠形成，印象，咬合採得 ・試適，調整，装着
	歯科補綴（義歯）	・診査・検査 ・前処置，概形印象 ・個人トレーの作製 ・精密印象採得 ・咬合採得 ・ろう義歯試適，チェックバイト ・装着 ・義歯調整 ・リベース★ ・粘膜調整 ・義歯の修理

歯科診療補助	小児歯科	・診査・検査 ・保存修復処置 ・歯髄処置 ・感染根管処置 ・根管充填処置 ・抜歯 ・外科的処置 ・外傷への対応 ・咬合誘導 ・小窩裂溝填塞 ・フッ化物の応用
	歯科矯正	・診断・検査，分析 ・保定 ・矯正装置の装着・撤去 ・MFT（口腔筋機能療法）
	在宅訪問歯科診療	・器材・器具・歯科材料等の準備 ・関連職種・施設との連携 ・診査・検査 ・摂食嚥下リハビリテーション訓練
歯科予防処置・歯科保健指導		・診査・検査 ・フッ化物歯面塗布 ・小窩裂溝填塞 ・予防的歯石除去 ・PTC ・口腔衛生指導 ・食生活指導 ・生活習慣指導

※詳細はⅡ編 2 章を参照

3. 歯科診療所の 1 日

具体的に歯科診療所の 1 日を図Ⅰ-10 に示します．

時刻	患者	院長	DH1	DH2	DH3	受付	その他
8:10		出勤	出勤，開錠				
		事務処理	コンプレッサー・レセコンパワーオン				
			清掃，本日の来院患者の確認とカルテの準備				
			本日の処置内容の確認と器材・装着物の準備				
		レジスター収納金を歯科助手に渡す	本日装着予定の修復・補綴装置の準備			キャッシュレジスターの開錠とつり銭の受け取り	
8:55		朝礼					
9:00							
	再来：根管治療	根管治療	根管治療補助			患者の誘導	
	再来：定期健診			定期健診			
	急患・新患：冷温水痛主訴				機器のメンテナンス	急患対応：問診票の記入依頼，保険証の確認，カルテの準備	
9:15		エックス線撮影			急患予備診査		予約は概ね再来患者
9:20		歯髄処置			歯髄処置補助	処置終了患者の事務処理（会計・次回来院の予約）	急患・新患は歯科医師・歯科衛生士と受け入れのタイミングを相談
9:30	再来	診療	処置内容にあった機器の準備			患者の誘導	
		各デンタルチェアでの診療	それぞれのデンタルチェアでの歯科診療補助・歯科予防処置				
			12:30まで繰り返し				
12:30		術後の指示や次回の処置内容の説明				処置終了患者の事務処理（会計・次回来院の予約）	
			午前中に使用した機器の清掃・滅菌作業				
13:00	昼食						
14:15			滅菌終了器材のセッティング				
14:30			処置内容にあった器材の準備			患者の誘導	
	再来	各デンタルチェアでの診療	それぞれのデンタルチェアでの歯科診療補助・歯科予防処置				
15:00		術後の指示や次回の処置内容の説明				処置終了患者の事務処理（会計・次回来院の予約）	
18:00		術後の指示や次回の処置内容の説明				処置終了患者の事務処理（会計・次回来院の予約）	
		カルテの確認 レジのつり銭受け取り	使用機器の清掃・滅菌，格納			本日の会計確認 レジのつり銭の引き継ぎ レセコンのバックアップとパワーオフ	
			医療廃棄物の処理，診療室の清掃				
18:30			コンプレッサーのエア抜き				
		退勤	施錠して，退勤				

図Ⅰ-10　歯科診療所の1日（例）

4. 保険医療機関（歯科診療所）での実務

1）医療保険の仕組みと健康保険証

　痛みを訴える患者さんが歯科診療所を訪れて，受付で挨拶のあとに声をかけられるのは「どうなさいましたか？」「（健康）保険証をお持ちでしたら拝見します」の２つの言葉です．受付では，来院の目的を患者さんに尋ね，健康保険証を預かり，問診票と体温計を渡します．

　わが国では国民皆保険とよばれるように，すべての人が健康保険の被保険者になっており，健康保険証はその証明書です．国の制度としてある公的医療保険は，会社などに勤めている人が加入する「被用者保険」と，農家やフリーランス，非正規雇用者，会社を退職した人などが加入する地域保険ともよばれる「国民健康保険」，そして75歳以上の全員を対象とする「後期高齢者医療制度」の３つに分けることができます（図Ⅰ-11）.

　歯科診療所や病院で治療を受けるとき，健康保険証を提示すれば会計での支払いは負担割合（原則３割）に応じてかかった医療費の負担分だけで済みます．医療費が2,000円かかったとすれば支払いは600円で済むわけです．残りの1,400円は，毎月「保険者」とよばれている機関へ納めている保険料が使われます．医療機関は7割分のお金を「審査支払機関」に請求することで，この仕組みが成り立っています（図Ⅰ-12）.

2）歯科診療録（カルテ）とレセプトコンピュータ（レセコン）

　歯科医師は，処置が終わってから診療内容を歯科診療録（カルテ，図Ⅰ-13）に記載し，レセコン（後述）に記録します．会計ではレセコンの示す内容から３割の金額が示され，その分を患者さんにお支払いいただきます．残りの7割は，1か月分を診療録の内容をまとめてレセプト（診療報酬明細書，図Ⅰ-14）にして請求します．後日，保険者から医療機関宛てに差額の7割が振り込まれます．

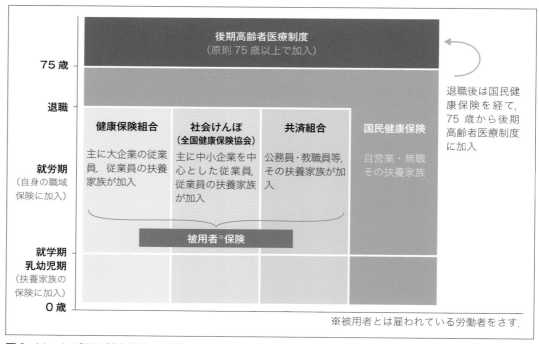

図Ⅰ-11　わが国の健康保険の仕組み

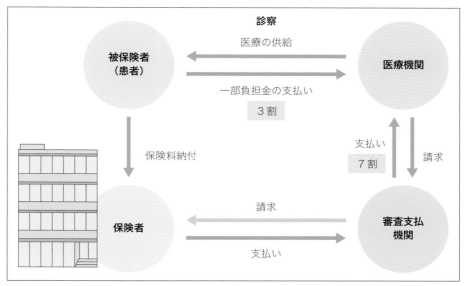

診察

被保険者
（患者）　←　医療の供給　→　医療機関

一部負担金の支払い
3割

保険料納付

支払い　7割　請求

保険者　←　請求　→　審査支払
機関

支払い

図 I-12　保険医療費の請求・支払いの仕組み

　1か月ごとの請求のため，月が改まって患者さんが来院したときには必ず健康保険証の提示を求め，有効期限や住所・電話番号の変更などがないかを確認し，変更があれば改めて記録しておきます．

　診療録はレセコン（診療録・レセプトなど患者管理・診療記録および保険請求などの医療事務処理を専門に扱うコンピュータ）に，初めて受診する際に提示する健康保険証の内容を患者さん一人ひとり記録します．ここまでは受付事務の業務範囲です．

　さまざまな診査や検査（II編2章を参照）が行われて診断が下り，その内容を歯科医師が患者さんに説明して，同意が得られたら処置が行われます．エックス線撮影が行われる場合，デジタルエックス線撮影であれば，診療録に処置内容と同様に画像として記録されます．また，エックス線画像をデンタルチェアにつけたディスプレイ上に表示することもあります．処置終了後，内容を入力すると受付のレセコンに，患者さんにお支払いいただく金額が提示され，会計処理をします．次回の予約もレセコン上で行います．

　月初めにレセコンをレセプト業務に切り替えてレセプトを発行します．この際，改めて診断名と処置内容に整合性がとれるかを確認したうえで，保険者に請求します．

　なお，健康保険を使わない診療が行われることもあります．健康保険でカバーできない処置内容は"自費診療"とよばれ，処置に対する費用はその診療所で決めてよいことになっています．セラミックスのかぶせ物，審美的な改善のための矯正歯科治療などがその例です．技術的な差別化をはかって健康保険を扱わず，自費治療しか行わない歯科診療所もあります．

歯 科 診 療 録

公費負担者番号					保 険 者 番 号				
公費負担医療 の受給者番号					被保険者証 被保険者手帳	記号・番号	・		
						有 効 期 限	令和		

受診者	氏 名		被保険者氏名			
	生 年 月 日	大・昭・平・令　年　月　日生　男・女	資 格 取 得	昭和 平成 令和　　年　月　日		
	住 所	電話　　局　　番	事業所 (船舶所有者)	所 在 地	電話　　局　　番	
				名 称		
	職 業	被保険者 との続柄	保険者	所 在 地	電話　　局　　番	
				名 称		

部 位	傷 病 名	職務	開 始	終 了	転 帰	
		上・外	年 月 日	年 月 日		上
		上・外	年 月 日	年 月 日		
		上・外	年 月 日	年 月 日		
		上・外	年 月 日	年 月 日	右　　　　　左
		上・外	年 月 日	年 月 日	
		上・外	年 月 日	年 月 日	
		上・外	年 月 日	年 月 日	
		上・外	年 月 日	年 月 日	
		上・外	年 月 日	年 月 日	下
		上・外	年 月 日	年 月 日	〔主訴〕その他適用
		上・外	年 月 日	年 月 日	
		上・外	年 月 日	年 月 日	

傷 病 名	労 務 不 能 に 関 す る 意 見		入 院 期 間
	意見書に記入した労務不能期間	意 見 書 交 付	
	自　月　日 至　月　日　　日間	年　月　日	自　月　日 至　月　日　　日間

業務災害又は通勤災害の疑いがある場合は、その旨	
備 考	

図 I -13　歯科診療録（カルテ）

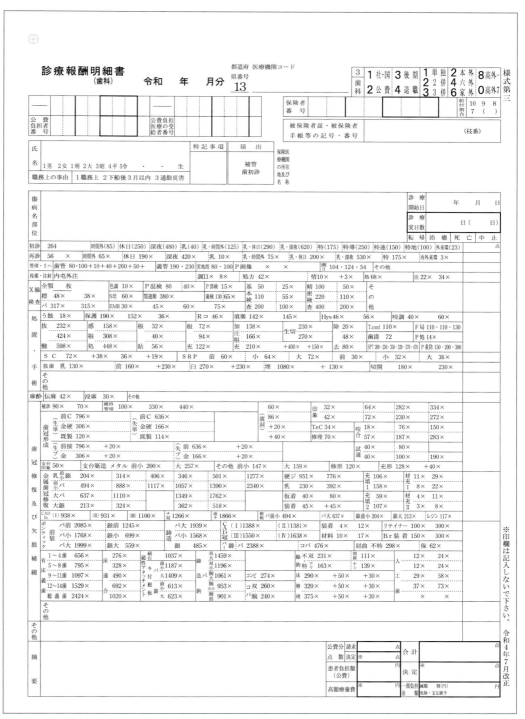

図I-14 レセプト（診療報酬明細書）

Ⅰ編：参考文献

 1) 厚生労働省：令和3年医療施設調査.
 2) 厚生労働省：令和2年衛生行政報告例.
 3) 尾﨑哲則，白土清司，藤井一維編：歯科衛生士のための歯科医療安全管理. 医歯薬出版，東京，2014.
 4) E・Mウィルキンス著／松井恭平ほか監訳：ウィルキンス　歯科衛生士の臨床　原著第11版. 医歯薬出版，東京，2015.
 5) 全国歯科衛生士教育協議会監修：最新歯科衛生士教本　歯科医療倫理　第2版. 医歯薬出版，東京，2014.
 6) 全国歯科衛生士教育協議会監修：最新歯科衛生士教本　歯科衛生学総論. 医歯薬出版，東京，2012.
 7) 全国歯科衛生士教育協議会監修：最新歯科衛生士教本　歯科診療補助論　第2版. 医歯薬出版，東京，2017.
 8) 全国歯科衛生士教育協議会監修：最新歯科衛生士教本　歯・口腔の健康と予防に関わる人間と社会の仕組み2　歯科衛生士と法律・制度　第3版. 医歯薬出版，東京，2018.
 9) 末髙武彦著：歯科衛生士のための衛生行政・社会福祉・社会保険　第10版. 医歯薬出版，東京，2021.
10) 全国歯科衛生士教育協議会監修：最新歯科衛生士教本　歯科予防処置論・歯科保健指導論　第2版. 医歯薬出版，東京，2020.
11) 全国歯科衛生士教育協議会監修：最新歯科衛生士教本　疾病の成り立ち及び回復過程の促進2　微生物学. 医歯薬出版，東京，2011.

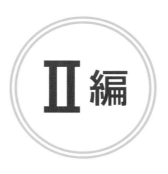

Ⅱ編

歯科診療の流れ

1章　ライフステージと歯科診療

　歯科衛生士は胎生期から老年期までのさまざまなライフステージに関わります．たとえば，胎児期に乳歯の"もと"（歯胚）となる細胞の変化が起き始めるので，妊婦に丈夫な歯をつくるための食生活指導を行います．また，"妊娠性歯肉炎"に罹患★した妊婦への歯周治療に関わります．地域保健の分野では，法律に基づく歯科に関連する業務もあり，母子保健法に基づいた妊産婦健康診査の実施や地域の状況に応じた歯科保健指導が行われます．このようにライフステージには歯科的特徴と問題点があり，それに対応した歯科診療と歯科衛生士の業務が展開されます（図1）．

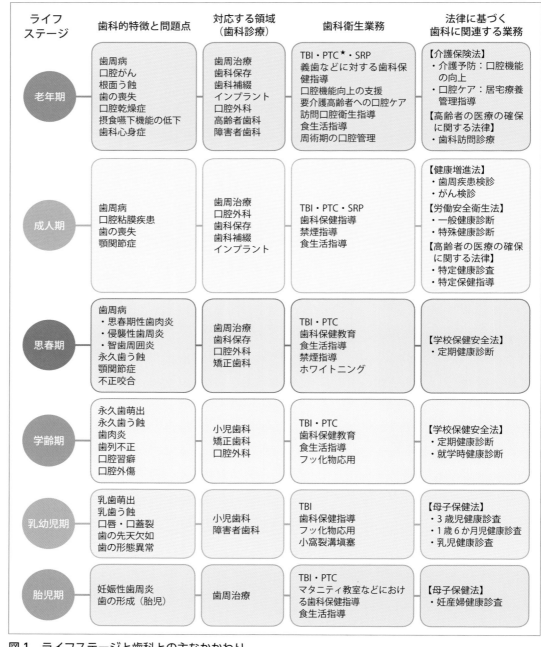

図1　ライフステージと歯科との主なかかわり

2章 歯科診療で行うこと ―主な診療の流れ―

　歯科診療所での一般的な診療の流れを図2に示します．歯科診療所を訪れる患者さんで最も多いのは再診予約のある人で，次いで救急患者（急患）や初診患者（新患）です．

　受付をした患者さんに，図2に示すような流れで経過や症状を確認してから診察，検査を行って診断します．診断の内容と治療法を患者さんに説明して，その歯科診療所で治療を行うか，他院（大学病院や専門医の歯科診療所など）へ紹介するかを相談して決定します．

　処置方針が決まると，患者さんの年齢や特性，治療内容にあわせて，歯科保存治療（歯冠修復や歯内療法），歯周治療，口腔外科治療，歯科補綴治療や小児歯科治療，矯正歯科治療，障害者歯科治療，高齢者歯科治療などが行われます．その日に行う予定の治療が済んだら，次回の治療（再診）を予約して患者さんは帰宅します．新患や急患では応急的な処置を受けて，本格的な治療のために再診の予約をします．一方，その日の治療で診療が終了する患者さんもいれば，ほかの医院へ移る（転院）患者さんもいます．

　この章では，歯科診療所で行われることの多い一般的な歯科治療手順の概略について説明します．

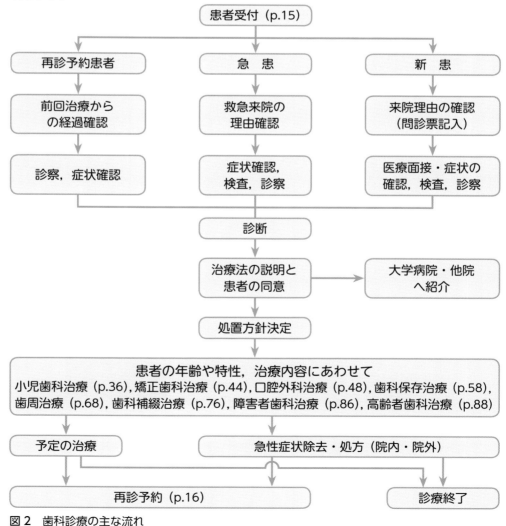

図2　歯科診療の主な流れ

▮1 バイタルサインの確認

1. バイタルサイン

人が生きている状態を示す指標で，生活徴候，生命徴候ともいいます．歯科では，患者さんが安全・安心して診療が受けられるかどうかを判断するために，身体全体の状態を知ることです．たくさんの情報を総合して，その日の診療ができるかどうかを判断しますが，基本的には以下の5項目のバイタルサインを歯科衛生士が注意深く観察・検査・測定します．そして，必要であればさらに詳しい情報を患者さんに聞いたり（医療面接），歯科医師に報告したり，場合によっては内科など専門診療科の医師に問い合わせたりします（診療情報提供書）．

2. バイタルサインの確認の流れ

1 意識状態
・緊急時だけでなく，日常の診療を始める前に，必ずフルネームで呼び，確認して，挨拶をする，軽く肩を叩くなどして，意識（反応）があるかどうかを確認する（図1）．

2 呼吸
・胸の動き（胸式呼吸）と上腹部の動き（腹式呼吸）またはその両方（胸腹式呼吸）が十分にあるかどうか確認する（図2）．
・鼻と口の近くに手や頬を近づけて吐いた息（通常生温かい）を確認する（図3）．
・呼吸する音を聴く．
・呼吸数（1分間の呼吸運動，成人では10〜20回／分）を確認する．
・パルスオキシメータ★で呼吸の状態を確認する（図4, 5）．正常はSpO$_2$：95％以上

3 脈拍
・心臓から血液が手足に送られる1分間の回数．
・手首の橈骨動脈に人差し指，中指，薬指を添えて，脈動を感じる（触診法；図6）．15秒間測って4倍する．成人では60〜80回／分
・脈動が強く感じると血圧が高く，弱く感じると血圧は低い．

4 血圧
・心臓から出る血液の量，末梢の血管の弾力性とその直径，血液の性状（粘り）による2つの値，収縮期（最高，最大）血圧と拡張期（最低，最小）血圧（表1）がある．
・手動血圧測定（図7）のほか，聴診法（図8），自動血圧計による測定（図9）がある．

5 体温
・体の深部の温度，36.5〜37.2℃が基準．
・腋窩，舌下，直腸のほか非接触型の体温計で計測する．

表1 血圧の分類（診療室）
〔日本高血圧学会：高血圧治療ガイドライン2019〕

	分類	収縮期血圧		拡張期血圧
正常域血圧	至適血圧	＜120	かつ	＜80
	正常血圧	120〜129	かつ／または	80〜84
	正常高値血圧	130〜139	かつ／または	85〜89
高血圧	Ⅰ度高血圧	140〜159	かつ／または	90〜99
	Ⅱ度高血圧	160〜179	かつ／または	100〜109
	Ⅲ度高血圧	≧180	かつ／または	≧110

(mmHg)

1 意識状態の確認

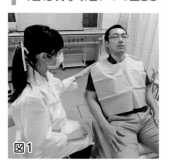

図1

2 呼吸の確認

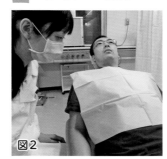

図2

2

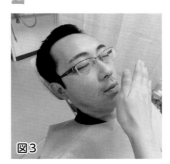

図3

2 パルスオキシメータ

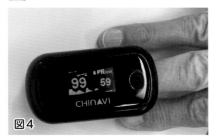

図4

2

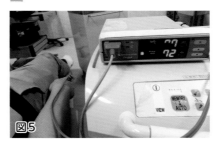

図5

3 触診法

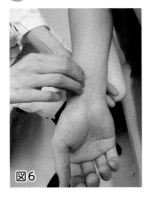

図6

4 手動血圧測定

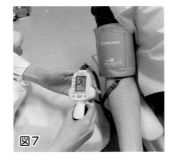

図7

4 聴診法

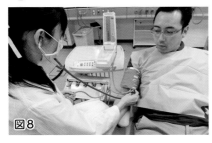

図8

4 自動血圧計

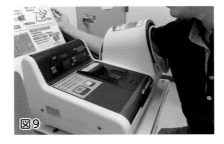

図9

2 口腔内の観察・検査

1. 口腔軟組織の視診と触診

口腔軟組織に出現する悪性・良性の疾患や形態異常の早期発見が目的です．口腔軟組織は視診・触診が容易な

ので，患者さんの訴えがなくても，観察は大切です．

1) 口唇の視診と触診

上唇・下唇を親指・人差し指などで持ち上げて視診・触診をします（図1）．色調や表面性状に異常がないか，しこりなどがないか調べます．

2) 頬粘膜の視診と触診
<ruby>頬粘膜<rt>きょうねんまく</rt></ruby>

左右頬粘膜の視診・触診をします（図2）．色調や表面性状に異常がないか，しこりなどがないか調べます．

3) 舌の視診
<ruby>舌<rt>ぜつ</rt></ruby>

色調や表面性状に異常がないか，舌表面を視診します．また，乾いたガーゼなどで舌を持って側縁部を視診します（図3）．

4) 口腔底の視診

色調や表面性状に異常がないか，舌を持ち上げて口腔底を視診します（図4）．

5) 口蓋の視診と触診
<ruby>口蓋<rt>こうがい</rt></ruby>

<ruby>囊胞<rt>のうほう</rt></ruby>や良性・悪性腫瘍などを早期発見するために，腫脹などがないか視診し，触診で痛みや違和感がないか確認します（図5）．

6) 歯肉の視診
<ruby>歯肉<rt>しにく</rt></ruby>

発赤や腫脹がないか，色調はどうか確認します．発赤や腫脹があれば，歯肉炎や歯周炎が疑われます．

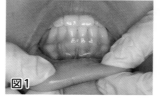
図1

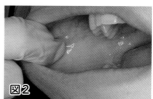
図2

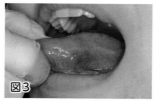
図3

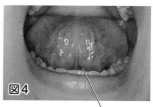
図4　————口腔底

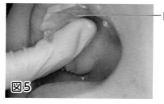
図5　————口蓋

2. 歯の診査

1) 現存歯 / 喪失歯の確認
2) 萌出位置異常歯の確認
3) 形態異常歯の確認
4) う蝕の確認
5) 修復物 / 補綴装置の確認
6) 着色状況の確認
7) 歯肉縁上歯石の沈着部位の確認
8) 歯の咬耗 / 歯の摩耗の確認
9) 歯根露出歯の確認

3. 歯周組織検査

1) プロービング検査

歯周病検査の 1 つで，歯周プローブを用いてポケットデプス（PD★：pocket depth），出血（BOP：bleeding on probing）の有無を測定します（図6）．ポケットが深く，出血があると歯肉炎や歯周炎であると診断します．

2) 動揺度検査

歯をピンセットで挟んだり，咬合面に器具を当てたりして，歯の動揺度を検査します．動揺があると歯周炎や歯根の破折など歯の外傷が疑われます．

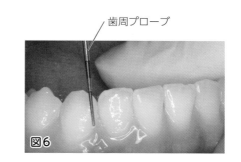

歯周プローブ

図6

4. 口腔内写真検査 （図7）

エックス線検査や歯周組織検査，チャートや文字では表せない口腔内の状況を的確に記録できます．診断や治療方針の決定，再評価にも欠かせないものですが，患者さんが口腔内の現状を理解する助けとなります．

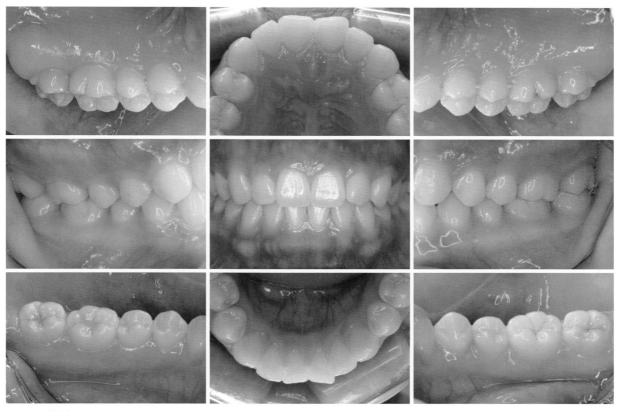

図7　9枚法

5. 唾液検査

唾液を採取して，う蝕になりやすい菌が多いか少ないかなどを調べます．

❸ 画像検査

1. 撮影の概要

1) 口腔内写真撮影

　口腔内写真撮影とは，歯や歯肉などの状態をカメラで撮影し写真にすることで，患者さんの治療において貴重な資料となります．初診時に撮影し治療前の状態を把握することはもちろんのこと，治療のステップごとに撮影することで，治療の効果を確認したり，患者さんへ治療に対する理解度を認識させたりすることが可能です．複数回撮影した写真を比較するためには，なるべく同じ方向から撮影することが重要となります．

　歯と歯肉の状態をより広く観察するために口角鉤（アングルワイダー）を使って口角や口唇を牽引し，上顎や舌側の撮影にはミラーを利用します．ミラーは，体温より高く温めておくと曇りません．近接撮影となるため，カメラにはマクロレンズ★が必要で，影が少なくなるような特殊なストロボ★も併せて使用します．

2) エックス線撮影

　エックス線撮影は，外から見えない歯根や顎骨に，エックス線を当てて，通り抜けたエックス線の強弱を検出器で受けとり，これを黒白で可視化し，内部の構造を観察するものです．根尖に発生する疾患の診断や歯根の治療，歯槽骨の状態把握などのために撮影します．

　検出器がエックス線フィルムのアナログ方式とイメージングプレート（IP：imaging plate）★やCCDセンサー★でエックス線を受けとるデジタル方式があります．アナログ方式では，フィルムを現像する必要があります．イメージングプレートを用いる場合も写真化処理が必要です．ただし，CCDセンサーを用いる場合は，撮影とほぼ同時にディスプレイで観察が可能となります．

　まず目的の歯の裏側にフィルムなどの検出器を設置し，患者さん自身に保持してもらい，適切な方向からエックス線を当てます．その後，フィルムを現像機などで写真化します．

2. 撮影の流れ

1) 口腔内写真撮影の流れ

1 撮影部位の確認

2 アングルワイダーでの口角の牽引（図1）

3 ミラーの設置（上顎，舌側の場合など）（図2）

4 撮影（図3）

5 写真の観察，保存

2 口角の牽引

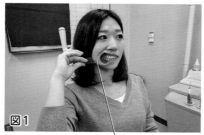

図1

　　　口角鉤

3 ミラーの設置

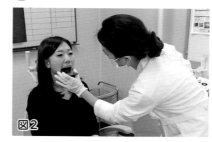

図2

4 撮影

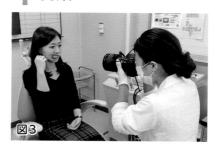

図3

2）エックス線撮影の流れ

1 撮影部位の確認

2 検出器（エックス線フィルムなど）の口腔内への挿入（図4, 5）
　・検出器は受光器ともいい，IP やエックス線フィルムなどがある．

3 患者による検出器の保持

4 照射筒の位置づけ（図6）

5 照射（図7）

6 検出器の取り出し

7 現像（写真化）処理（図8, 9）

8 写真の観察，保存（図10）

1. 診査・検査・前処置

2 検出器

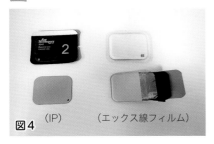

（IP）　（エックス線フィルム）
図4

2 検出器の挿入

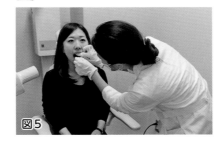

図5

4 照射筒の位置づけ

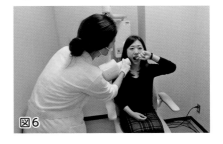

図6

5 照射

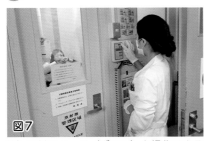

図7

注）照射スイッチ（ボタン）を操作できるのは，医師，歯科医師，診療放射線技師のみである．

7 IP の写真化処理

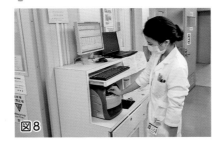

図8

7 フィルムの現像処理

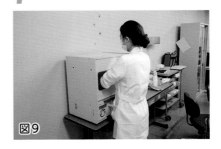

図9

8 画像の観察

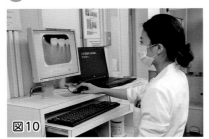

図10

4 痛みのコントロール

1. 急性・慢性の痛みのコントロール

う蝕や歯周病の痛みを軽減したり除去（コントロール）したりするためには，それぞれの原因に対する処置を行うのが原則です．ところが，急性の痛みには処置に伴う痛みを防ぎきれなかったり，痛みの原因がはっきり

しないために，薬物療法として消炎鎮痛薬（痛み止め）と抗菌薬（腫れ止め）を処方し内服させることがあります（図1）．

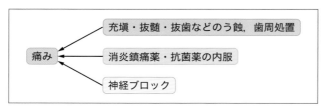

図1 痛みのコントロール

2. 処置に伴う痛みのコントロール

歯科治療は患者さんに大きな痛み刺激を与えることが多いので，麻酔を使用することが多くなります．

麻酔は大きく分けて全身麻酔と局所麻酔がありますが，歯科領域では，ほとんど局所麻酔が用いられています．局所麻酔は局所麻酔薬を使って，体の一部の知覚神経（痛みを感じる神経）を一時的に麻痺★させて，痛みを感じなくさせる方法です．局所麻酔を行うためには，数種類の局所麻酔薬から患者さんに合ったものを選びま

す．狭い範囲の効果を期待する浸潤麻酔法，または，広い範囲を麻酔する伝達麻酔法がありますが，注射針を皮膚や粘膜に刺す痛みを抑えるために，その前に表面麻酔法も使われています．

浸潤麻酔は処置をする部位を中心に局所麻酔薬を注入しますが，伝達麻酔では処置をする知覚神経の中枢側で神経がまとまっているところに注入して広い範囲の麻酔を目指します．

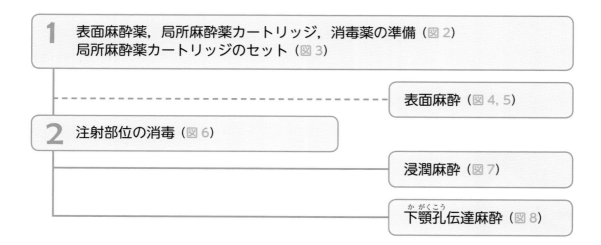

1 準備

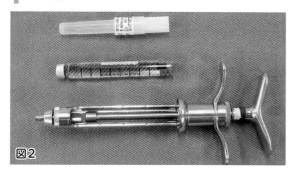

図2

1 局所麻酔薬カートリッジ

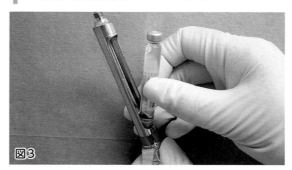

図3

表面麻酔薬

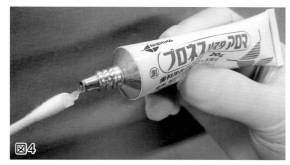

図4

表面麻酔

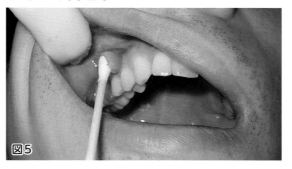

図5

2 消毒

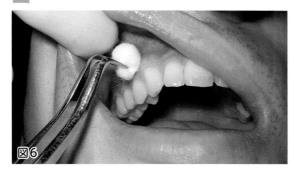

図6

浸潤麻酔

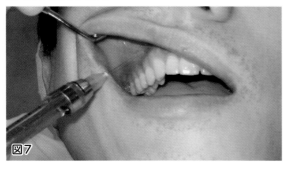

図7

伝達麻酔

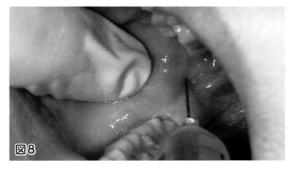

図8

1 小児歯科

1. 小児の発達

　小児期は胎生期，新生児期，乳児期，幼児期，学童期，思春期から青年期まで十代の全域を含む成長・発達期です．また，生えている歯（萌出歯）の状態で，無歯期，乳歯列期，混合歯列期と永久歯列期に分けられます．智歯（第三大臼歯／親知らず）の生える頃までが小児歯科の対象年齢で，図1に示すような特徴があります．

　小児は生理的，知的，精神的にも成人とは異なること，また常に発達・変化していることをよく理解し，歯科保健指導と治療を行うことが大切です．

　小児歯科で行う歯科保健指導と診療の対象は，患児だけでなく，父母や保護者，家族をはじめ，保育士，教員など保育と教育，保健に関わるすべての人が対象になります．

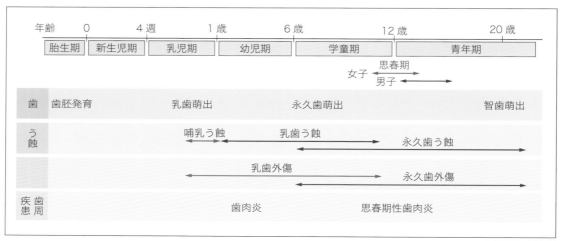

図1　小児期の区分と歯科的特徴
近年の小児歯科診療は，子どもが生まれる前から始まる（マタニティデンティストリーも含まれます）．

2. 小児の歯科疾患

　小児期は身体の成長に伴って，歯胚の形成，乳歯の萌出から脱落，永久歯が萌出して永久歯列へと変化します．また，一生の口腔機能の礎をつくる大切な時期ですが，時期ごとに特有の問題も生じてきます（図1）．
　小児歯科診療の中心はう蝕（図2）の予防と治療です

が，歯と口腔の外傷，口腔習癖★，歯並びや咬合の異常（歯列不正，不正咬合）の予防と治療も行います．小児の年齢，発達段階，症状や予後などから判断して，専門的治療が必要なときには，矯正歯科や口腔外科などに紹介します．

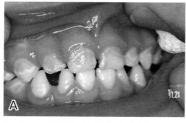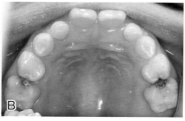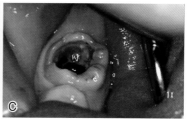

図2　小児期に特徴的なう蝕
A：哺乳う蝕（乳児〜幼児期）．B：乳臼歯隣接面う蝕．C：幼若永久歯の重症う蝕．

3. 小児歯科の診療

　小児歯科の診療の流れを図3に示します．小児歯科診療の特徴は，歯科治療ができるように誘導する（行動管理または行動調整），個人や集団での歯科保健指導（歯の健康教室など），定期検診を行うなど，長期計画を立てて子どもの成長を支援することです．

　小児の歯科診療で最も重視するのは，乳歯と幼若永久歯のう蝕の予防と治療です（図2）．成人のう蝕とは異なる特徴があるため，治療法にも違いがあります．乳歯う蝕の多くはコンポジットレジンで修復治療されます（p.60参照）が，歯冠の崩壊が大きい場合には乳歯用既製金属冠（図4矢印）を用いることがあります．また，小児の顎骨と歯は成長発達していること，乳歯の歯根は生理的に吸収されること，歯根は萌出後も数年は未完成なこと（図5）から，乳歯と幼若永久歯の歯髄病変に対しては，成人の歯内療法とは異なる方法で行われます．

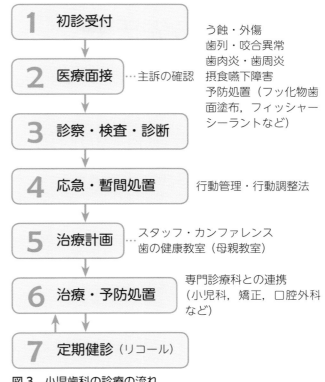

1 初診受付	う蝕・外傷
2 医療面接 …主訴の確認	歯列・咬合異常 歯肉炎・歯周炎 摂食嚥下障害
3 診察・検査・診断	予防処置（フッ化物歯面塗布，フィッシャーシーラントなど）
4 応急・暫間処置	行動管理・行動調整法
5 治療計画 …	スタッフ・カンファレンス 歯の健康教室（母親教室）
6 治療・予防処置	専門診療科との連携（小児科，矯正，口腔外科など）
7 定期健診（リコール）	

図3　小児歯科の診療の流れ

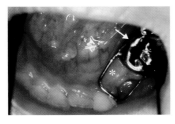

図4　乳歯用既製金属冠
小児歯科では，う蝕や外傷などで乳歯が早期に喪失したとき，永久歯の生えてくる場所を保つため，乳歯用既製金属冠やバンドにループをつけた保隙装置（＊）などを用いることがある．

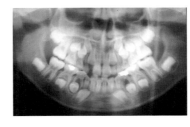

図5　混合歯列期のパノラマエックス線写真
小児の歯列は年齢とともに，乳歯列から永久歯列へと変わっていくので，顎骨にはさまざまな発育段階の歯がみられる．

4. 小児歯科診療で大切なこと

　歯科医師と歯科衛生士は，心身ともに発達途上の小児にもその人格を尊重し，信頼関係（ラポール）を築きながら，丁寧に対応することが大切です．

　歯を削ったり抜いたりするときは，その恐怖と痛みのコントロールが重要です．小児期に痛い治療や恐怖を経験すると，歯科恐怖症になってしまうなど，生涯に大き

な問題を残しかねません．小児歯科では，Tell-Show-Do〈TSD〉法をはじめ，さまざまな行動管理（行動調整）の技法を応用して（図6）子どもの不安や恐怖を少なくしながら，楽しく，安全，確実で無痛的な治療を行うことが基本です．

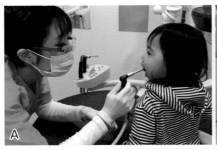
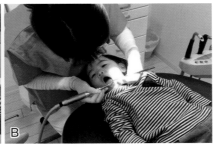

図6　歯科衛生士が低年齢児に対して行っているアプローチの例
診療室で子どもにとっては未経験なことを行うとき，不安や恐怖を抱かせないよう，すぐにチェアには寝かせず，まず何をどうするのか話して（Tell），見せて（Show）から，そのとおり行う（Do）ようにする．エアや注水を見せたり触れさせたりする(A)．その後，低刺激で歯磨きや歯面研磨を試みる（B）．ゆっくりと褒めながら，安心感と自信をもたせながら進めていくことが大切である．

2 口腔の先天異常

1. 先天異常と歯科での対応

　頭部，顎，顔面と口腔には多くの先天異常があり，外見的特徴から疾患や症候群が診断されます．最近は遺伝子検査や画像診断によって，胎生期に先天異常を診断して治療を開始したり，出生前からケアプログラムを準備し，出生直後から治療を開始することも可能になっています．

　小児歯科でみることの多い先天異常には，次のようなものがあります．

2. 歯の先天異常

1) 先天歯

　先天歯（出生時に生えている歯）と新生歯（新生児期に生える歯）があります．多くは下顎乳前歯が早く生えたものですが，新生児の舌下面（腹側）の潰瘍（図1）で，哺乳障害★のため，歯科受診することがあります．

2) 歯数の異常

　智歯は先天欠如の頻度が高く，生えてこなくても異常とはなりません．ほかの歯種には歯の先天欠如があり，少数歯の先天欠如は人口の数％にみられ，上顎よりも下顎に多く，また，側切歯と第二小臼歯に多くみられます．全身疾患と関連して多数歯が欠如する少歯症や無歯症もあります．小児では上顎の正中過剰歯★もよくみられます．

　歯は小児期に形成されるので，病気と関連して歯の形態異常が現れることもあります．

3) 口唇・口蓋裂

　口腔領域で多い先天異常は口唇・口蓋裂で，鼻腔と口腔が交通しています（図2）．日本人では500～600人に1人の割合でみられます．

　口唇・口蓋裂のある新生児には，歯科医師が上顎の印象を採って石膏模型上でホッツ床を作製し，口腔内に装着します．ホッツ床は口腔と鼻腔の間の隔壁となり，哺乳障害を改善する装置です．

　生後3か月頃（体重5 kg くらい）に口唇裂の一次手術を行い，次いで顎裂と口蓋裂の形成手術，その後も修正手術が行われます（図3）．口唇・口蓋裂児は，う蝕予防と治療，言語治療，歯並びと不正咬合の治療をはじめ，補綴治療も必要になるため，歯科医療とは一生の長い付き合いになります．

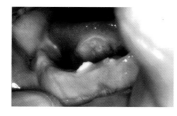

図1　Riga-Fede〈リガ・フェーデ〉病
新生児で下顎乳中切歯が早期萌出してきたために，舌の下面に潰瘍ができている．

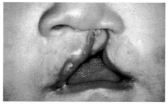

図2　口唇・口蓋裂
歯科（口腔外科，小児，矯正，補綴），産科，小児科をはじめ，耳鼻科や形成外科との連携診療が行われる．

1	口唇・口蓋裂・顎変形症などの先天異常
2	コンサルテーション★ 栄養指導（ホッツ床） ＜口腔外科／小児科／看護部＞
3	口唇・口蓋裂の手術
4	言語治療 ＜小児歯科／歯科矯正科＞
5	う蝕治療，補綴治療，歯周治療，その他の治療・管理

図3　口腔の先天異常に対する包括的治療

③ 口腔機能の発達

1. 口腔機能の発達

　胎児は栄養も酸素も母体から得ていますが，出生直後に赤ちゃんは産声を上げ，呼吸し，母乳やミルクを飲み始めます．口腔は生命維持に必要なものを取り入れる，なくてはならない器官です．生後5〜6か月になると，乳汁に加えて離乳食が始まります．そして成長・発達とともに普通食になり，言葉を獲得し，音声言語機能とともに知能を発達させていきます．小児期に口腔機能の発達に支障をきたしている場合は，口腔機能発達不全症とよばれます．

　生体が口腔から飲食物を取り入れることを摂 食 嚥下（せっしょくえんげ）といい，進行過程の順に先行期（認知期）➡ 準備期（咀嚼期）➡ 口腔期（口腔送り込み期）➡ 咽頭期 ➡ 食道期の5期に分けられます．口腔期までは自分の意思で行える随意（ずいい）運動ですが，その後は反射的に進行する不随意運動です．

2. 離乳の支援（表1）

　哺乳初期は赤ちゃんが反射的に乳首に吸いつき乳汁を嚥下します．首座りから寝返り，お座りができる頃になると離乳食が始まります．

　離乳中期になると舌と顎，口唇の運動にも変化がみられ，食物をつぶせるようになり，手の機能も発達して手づかみ食べから少しずつ食具も使えるようになります（図1）．次第に摂食できる食物の幅も広がり，また，楽しく食べる共食へと発達していきます．

　妊娠，出産，育児と母親はたいへん多忙な生活が強いられます．子どもの成長・発達には個体差があり，また定型的には進まないこともあって，口腔機能発達不全症として専門的対応が必要になることもあります．この時期には育児に悩む養育者も多く，歯科衛生士には乳幼児の保健医療と保育に関わる専門職の一員として，口腔機能の面から支援することが求められています．

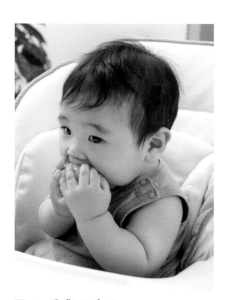

図1　手づかみ食べ
離乳食が進み乳前歯が生えてくると，なんでも噛むようになり，果物を噛んで果汁を吸ったり，少しずつすりつぶしたり，噛みくだいて食べることができるようになってくる．

表1　乳児期の哺乳から離乳への変化

時期	離乳初期 5〜6か月	離乳中期 7〜8か月	離乳後期 9〜11か月	離乳完了期 12〜18か月
調理形態	なめらかなすりつぶし状態	舌でつぶせる固さ 全がゆ	歯ぐきでつぶせる固さ 全がゆ〜軟飯	歯ぐきで噛める固さ 軟飯〜ご飯
食べ方		多様な味や舌ざわりを楽しむ	共食の体験	手づかみ食べ
歯の萌出		乳歯生え始める	1歳前後に乳前歯生えそろう	第一乳臼歯萌出開始
摂食機能	口を閉じて飲み込める 舌：前後運動	舌と上あごでつぶせる 舌と顎：上下運動 口唇：左右対称運動	歯ぐきでつぶせる 舌：左右運動 口唇：左右非対称運動	歯を使って噛むようになる

〔厚生労働省：授乳・離乳の支援ガイド（2019改訂版）改変〕．https://www.mhlw.go.jp/content/11908000/000496257.pdf

4 う蝕予防処置
① 小窩裂溝塡塞（フィッシャーシーラント）

1. 小窩裂溝塡塞とは

シール（Seal）には，「封をする」，「密閉する」という意味があります．シーラント（Sealant）とは，レジンなどの塡塞材を使って，歯面（咬合面，上顎大臼歯の舌側面，下顎大臼歯の頰側面，上顎側切歯の舌面）にある深いくぼみや溝（小窩，裂溝）を密閉して，う蝕を予防する方法です．歯科衛生士の大切なう蝕予防処置業務の1つです．

裂溝は複雑な形態をとります（図1）．その断面は深く，入口よりも奥のほうで広がっているものもあります（図2）．う蝕病原細菌★は裂溝よりはるかに小さいので，その中で生息できますが，歯ブラシの毛先は裂溝内までは入らないので，清掃することができません．そのため，このような部位を清掃不可能部位とよんでいます．最もう蝕になりやすいのが裂溝です．そこで，塡塞材（シーラント材）を使って清掃不可能部位のう蝕予防をする方法が開発されました．

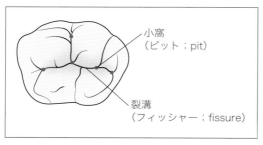

図1 複雑な形態の裂溝

小窩
（ピット；pit）

裂溝
（フィッシャー；fissure）

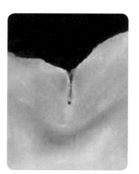

図2 深い裂溝

2. 小窩裂溝塡塞のう蝕予防効果

裂溝などを物理的に密閉することでう蝕病原菌の活動が抑えられます．う蝕病原菌が活動しないと，酸が産生されないのでう蝕になりません．また，フッ化物を放出し続ける塡塞材もあります（フッ化物徐放性）．小窩裂溝塡塞には物理的な密閉作用だけでなく，フッ化物による化学的な歯質強化，抗う蝕作用★も期待できます．

3. 小窩裂溝塡塞法の流れ

1 防湿
・塡塞材の種類によってラバーダム防湿★（図3），あるいは簡易防湿を行う（図4）．

2 歯面清掃
・塡塞する部位をポリッシングブラシなどで清掃する．

3 水洗，乾燥

4 酸処理（エッチング）
・塡塞材によっては歯の表面を酸で処理してタグを形成し，塡塞材の保持を強化する（図5）．塡塞する範囲より広めに酸処理をする（図6）．

5 水洗，乾燥
- 酸処理後に水洗，乾燥し，白濁していることを確認する（図7）．

6 塡塞材の塡入（てんにゅう）★，硬化
- 光を当てて硬化させる（光重合（ひかりじゅうごう）★）ものと，練り合わせて硬化させるものがある（図8）．
- 裂溝が塡塞されていることを確認する（図9）．

7 防湿除去

8 咬合状態のチェック
- 塡塞材が厚すぎて咬合に支障がある場合は調整する．
- フッ化物歯面塗布（特に酸処理部）

1 ラバーダム防湿

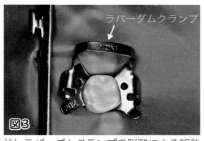

ラバーダムクランプ

図3

注）ラバーダムクランプの脱離による誤飲を防ぐため，非協力児や低年齢児では，デンタルフロスを結紮（けっさつ）して使用することがある．

1 簡易防湿

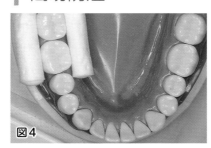

図4

ラバーダム防湿は唾液を避け，薬や小器具の落下を防止し，作業しやすくするなどのメリットが多い．小窩裂溝塡塞だけでなく，詰め物や歯髄（神経）・根管を対象とした歯の処置に使われる手段．装着は歯科衛生士が行う．

4 酸処理によるタグ形成

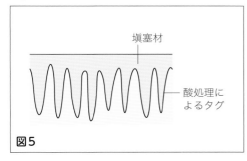

塡塞材

酸処理によるタグ

図5

4 酸処理

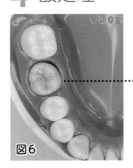

図6

4 酸処理による白濁

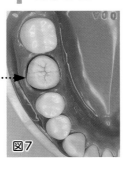

図7

6 塡塞材の塡入 光照射による重合

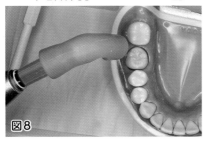

図8

6 硬化後

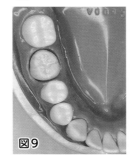

図9

塡塞材（シーラント材）の種類別の特徴

塡塞材	特徴
レジン系	・ラバーダム防湿し，酸処理が必要． ・強度は高い．
グラスアイノマー系	・歯質接着性があるため酸処理不要． ・簡易防湿で萌出中の歯にも適用可． ・材料中のフッ化物が徐放し，う蝕を防ぐ． （＊レジン系の製品にはフッ化物を添加しているものもある）

■4 う蝕予防処置
② フッ化物歯面塗布

1. フッ化物歯面塗布とは

　フッ化物を利用したう蝕予防法は75年以上の歴史があります．水道水や食塩にフッ化物を添加する全身応用と，歯磨剤に入れたり，フッ化物溶液で洗口したりする局所応用★があり，日本では局所応用が普及しています．フッ化物歯面塗布は高濃度のフッ化物を歯の表面に直接作用させる局所応用の1つです．医療用の医薬品である高濃度のフッ化物を扱い，術式が複雑であるため，フ

ッ化物歯面塗布を行えるのは歯科医師と歯科衛生士だけです．
　フッ化物塗布製剤には溶液状のもの，ゲル状★のもの，泡（フォーム）状のものがあります（図1）．日本で承認されている塗布剤のフッ化物イオン濃度は0.9％（9,000 ppm）で，塗布剤1 mLに約9 mgのフッ化物が含まれています．

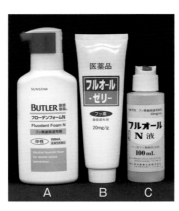

図1　フッ化物塗布製剤
A：泡（フォーム）状．トレー法で使用する（図5；ディスポーザブルの既製のトレー，個人の歯列に合わせてつくる個人トレーを用いて塗布する）．
B：ゲル状．一般法（図4；小綿球や綿棒で塗布する），トレー法あるいは歯ブラシ法（図6；トレー法や一般法が困難な幼・小児や集団への塗布の場合は，塗布時間を1〜2分間に短縮して歯ブラシで塗布する）で使用する．
C：溶液状．一般法で使用する．

2. フッ化物歯面塗布の効果

　歯の表面に高濃度のフッ化物を直接作用させると，一時的にフッ化カルシウムが形成されます．しばらくすると，フッ化カルシウムは少しずつ溶解し，歯の表面にはフッ化物イオンが作用して，フルオロアパタイト★のよ

うな酸に溶けにくい歯質に変化していきます（図2）．小窩裂溝填塞で裂溝う蝕を予防し，フッ化物で平滑面う蝕★を予防することが推奨されます．

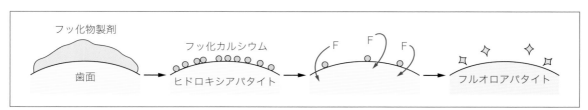

フッ化物製剤
フッ化カルシウム
歯面　　　　　ヒドロキシアパタイト　　　F　F　F　　　フルオロアパタイト

図2　フッ化カルシウムの形成

3. フッ化物歯面塗布の流れ

1 歯面清掃（ポリッシング）（図3）

2 フッ化物応用
- 歯面を乾燥後，フッ化物を作用させる.
- 小綿球や綿棒でフッ化物を歯に塗布する一般法（図4）かトレー法（図5）で塗布する.
- 綿球・綿棒塗布法やトレー法が困難な幼・小児や集団への塗布の場合は，歯ブラシで塗布する方法も利用されている（図6）.
- 塗布回数は半年に1回ずつ，塗布剤の歯面への作用時間は3〜4分間が原則.

3 排唾
- 塗布が終了したら唾液などを吐き出してもらい，その後30分間は洗口，飲食などを控えてもらう.

4 塗布後の注意
- フッ化物歯面塗布を行っても，う蝕がまったくできないわけではない.
- 適切な歯科保健の習慣を継続するように指導する.

1 歯面清掃

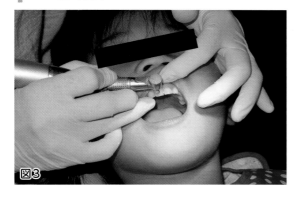

図3

2 一般法（綿球・綿棒塗布法）

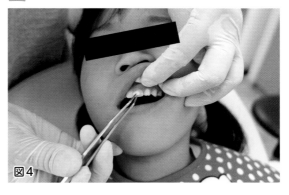

図4

2 トレー法

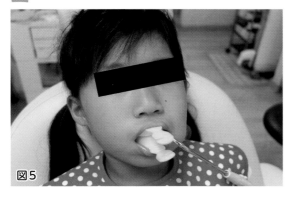

図5

2 歯ブラシ法

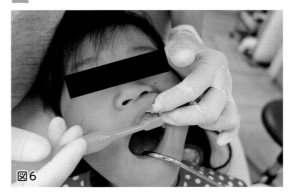

図6

1 不正咬合と矯正歯科医療

1. 矯正歯科医療の概要

　歯列の異常（歯並びが悪い状態）と咬合関係の異常（上と下の歯のかみあわせが悪い状態）を総称して，不正咬合といいます．不正咬合があると見た目がよくないだけでなく，咀嚼や発音といった口腔の機能が障害されます．また，歯ブラシが行き届かないところがあると，口腔衛生状態も低下します．

　矯正歯科医療は，顎や歯の形態的な異常，すなわち不正咬合を治療して審美的な改善を行うとともに，咀嚼，嚥下，発音などの機能を改善し，歯や歯周組織の健康を保持します．また，成長発育期における不正咬合の発生を予防する役割も担っています．治療には，患者さんの症状に応じてさまざまな矯正装置が選択されます．

　成長期の患者さんが多く，治療が比較的長期にわたるため，その発達段階に応じた口腔衛生状態の把握と指導管理を担当して治療を助けることは，歯科衛生士の重要な役割の1つです．

2. 不正咬合の特徴と主な治療方法

　不正咬合は，骨格形態の異常や歯の位置異常の程度によって，多様な症状を示します．また，患者さんの症状や年齢にあわせて多くの治療方法があります．

1　上顎前突 （図1, 2）
・一般に出っ歯とよばれて，上顎前歯が前方に突出する症状を示すが，上顎骨の前方位や下顎の後方位，下顎前歯の後退の場合もある．

ヘッドギア （図3），**バイオネーター★**など
・成長期には上顎骨の成長を抑制する装置や下顎骨の成長を促進する装置が用いられる．

2　下顎前突 （図4, 5）
・一般に受け口とよばれて，主に下顎前歯や下顎骨が前方に突出する症状を示す．

上顎前方牽引装置（じょうがくぜんぽうけんいんそうち） （図6），**チンキャップ★**など
・成長期には上顎骨の成長を促進する装置や下顎骨の成長を抑制する装置が用いられる．

3　叢生（そうせい） （図7, 8）
・一般に乱杭歯（らんぐいば）や八重歯（やえば）とよばれ，歯列不正である．歯列弓の大きさに対して歯が大きいことが原因とされている．

マルチブラケット装置★ （図9） など
・小臼歯の抜去が必要となる場合が多い．
・永久歯が萌出したあとに，小臼歯を抜去したうえでマルチブラケット装置で治療されることが多い．

4　開咬（かいこう） （図10～12）
・臼歯が咬合したときに前歯がかみあわない状態を示す．指しゃぶりや舌機能の異常が原因とされ，舌足らずな発音が特徴的である．

口腔筋機能療法（MFT）★やタングクリブなど
・成長期では，舌や口唇の口腔筋機能療法やタングクリブなどの矯正装置，永久歯列期ではマルチブラケット装置で治療されることが多い．

1 上顎前突

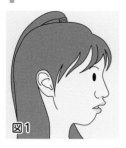

図1

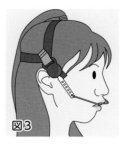

図2

ヘッドギア

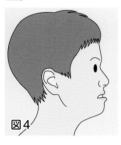

図3

2 下顎前突

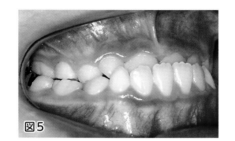

図4

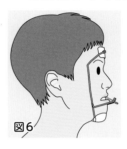

図5

上顎前方牽引装置

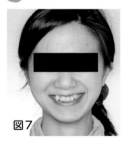

図6

3 叢生

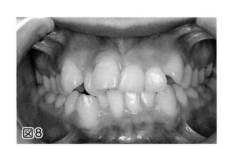

図7

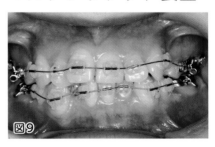

図8

マルチブラケット装置

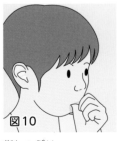

図9

4 開咬

図10

指しゃぶり

図11

図12

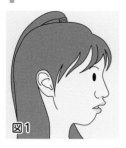

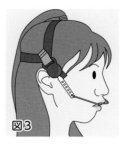

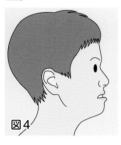

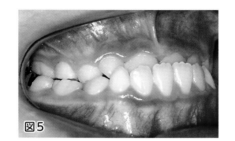

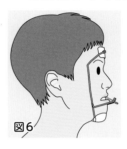

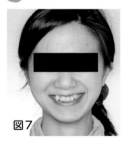

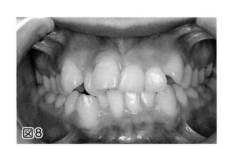

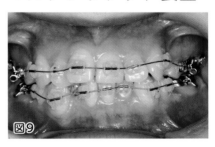

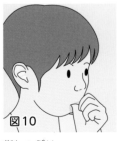

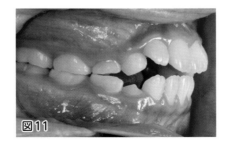

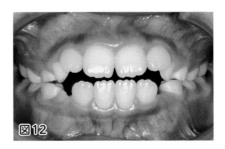

② 矯正歯科治療の概要

1. 矯正歯科治療と歯科衛生士の役割

初診では質問票と医療面接によって主訴★を把握し, 不正咬合の原因につながる家族歴★, 現病歴★を聴取して, 顔貌と口腔内の診察を行います.

検査では, 患者さんの不正咬合の形態的な特徴を客観的に評価するために, 頭部エックス線規格写真や口腔模型の分析が重要です. 歯科衛生士は, 検査の補助と口腔衛生状態のアセスメントを行います. 診断と治療計画の立案にあたって, 保護者や本人の希望も取り入れて, イ

ンフォームド・コンセントを得ることによって長期にわたる治療に対して積極的な協力が得られるよう努力します.

装置の装着前後は, 徐々に移動していく歯の位置などの口腔内環境の変化に応じた適切な口腔衛生状態の把握と指導管理も, 歯科衛生士の重要な役割となっています.

2. 矯正歯科治療の流れ (*一例を示す)

1 初診
- 矯正歯科では急性症状★での受診は少なく, 来院して相談してもただちに治療を開始しないことも多い.
- まず主訴を把握する. また, 患者と保護者が現在の不正咬合の状態をどのように理解しているのかということも, 治療に対する協力の程度に影響するので, 重要な情報となる.
- 顔貌の評価, 口腔内の診察によって, 歯列やかみあわせの異常を把握し, 可能な限り原因を推察して患者と保護者に丁寧に説明する.

2 検査 (図1〜5)
- 不正咬合の状態を客観的に分析して異常の程度を把握することが重要となる (図1〜2).
- 矯正治療が進むと顎や歯の形態や位置が変わるため, 治療前の状態の記録と比較して治療の進行状況の把握ができる.
- 検査資料の収集にあたり, 歯科衛生士は診療補助として協力する.
- パノラマエックス線写真 (図3) では, 永久歯の形成状態や歯根の状態などを把握する.
- 頭部エックス線規格写真 (図4) では, 顎骨の形態や大きさの特徴, および歯の位置や傾斜方向を分析する.
- 口腔模型 (図5) では, 歯列や歯の大きさを測定するとともに上下顎の咬合関係を立体的に把握することができる.

3 急速拡大装置 (図6)
- 矯正治療には多くの装置が用いられる. 図6では急速拡大装置を装着している.
- 上顎の第一大臼歯にバンド★を装着し, そこに拡大するためのスクリュー★をろう着★してある.
- 保護者に毎日スクリューを調整してもらうことで, 上顎歯列が拡大されていく.

4 マルチブラケット装置 (図7〜9)
- マルチブラケット装置の個々のブラケットは, 歯の表面を清掃したあとで接着剤 (ここでは光重合タイプ) で装着される (図7).
- 個々の歯に固定されたブラケットに細いワイヤーを装着することで, 力が発揮されて, 歯の移動が生じる (図8).
- 歯ブラシが届かない部位がでてくるので, 毎月の来院時には丁寧な口腔衛生指導が必要となる.
- 治療が進むと, 顎間ゴム (図9) を使用する場合があり, その使い方の指導も歯科衛生士が担当することが多い.

5 治療後 (図10)
- 歯を動かす治療が完了すると, 矯正装置を外し, 安定させていく時期に入る (保定).
- 保定には新たに別の装置を装着することがほとんどで, 一定期間の観察も必要である.

2 検査：初診時の顔面写真

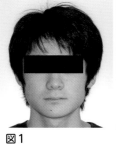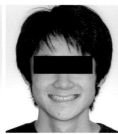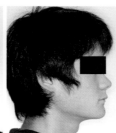

図1

2 口腔内写真

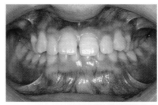
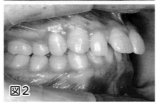

図2

2 パノラマエックス線写真

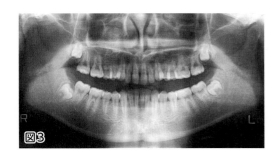

図3

2 頭部エックス線規格写真

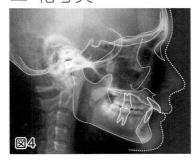

図4

2 口腔模型

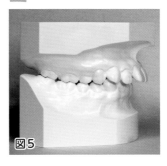

図5

3 急速拡大装置

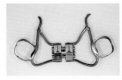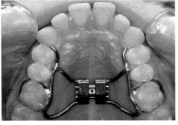

図6

4 ブラケットの装着

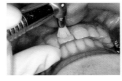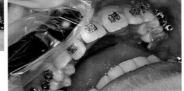

図7

4 マルチブラケット装置

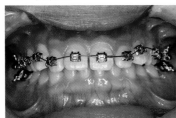
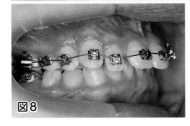

図8

4 顎間ゴムの使用

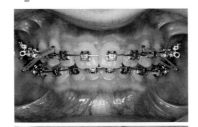
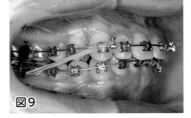

図9

5 治療後

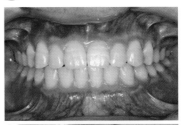
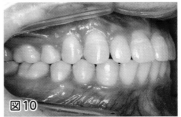

図10

❶ 口腔外科

1. 口腔外科とは

　口腔外科は，口唇，頬（きょう），口蓋，舌（ぜつ），口底（こうてい）などの軟組織と，上・下顎骨，顎関節（がく），唾液腺および所属リンパ節などに生じた病気を診断し，主に手術を行い治療する診療科です．口腔の病気のなかで，薬による治療や心理療法，または経過観察により病状を監視する口腔内科の分野も担当します．口腔外科で取り扱う病気の分類は，各部位の先天異常，発育異常，炎症，外傷，特殊な骨疾患，囊胞（のうほう）★，良性腫瘍，悪性腫瘍，神経疾患★などです．

　口腔は消化器，呼吸器の一部で，顔は常に露出しており，食物を食べたり，呼吸や会話をしたり，生命の維持に直接影響することがあります．治療では，手術で病変を取り除くだけではなく，手術後の口腔の機能や見た目（審美性）の回復のために再建手術を行います（図1）．

　歯科衛生士には，患者管理において各疾患を十分に理解して歯科診療の補助に就き，患者さんが安心して受診できるような配慮が求められます．

2. 口腔外科診療の流れ

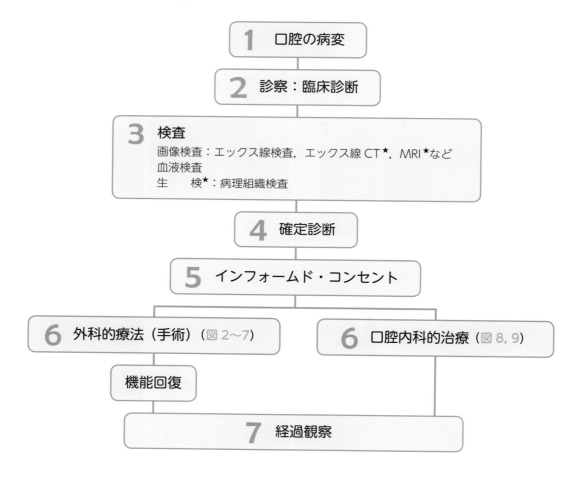

1　口腔の病変

2　診察：臨床診断

3　検査
画像検査：エックス線検査，エックス線CT★，MRI★など
血液検査
生　検★：病理組織検査

4　確定診断

5　インフォームド・コンセント

6　外科的療法（手術）（図2〜7）

6　口腔内科的治療（図8, 9）

機能回復

7　経過観察

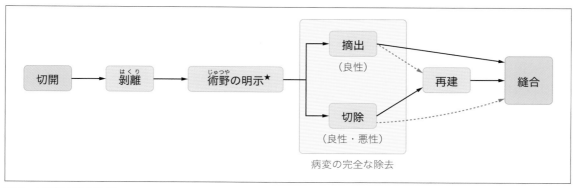

図1　口腔外科の治療

舌良性腫瘍

線維腫★
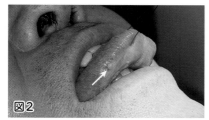

図2

矢印：病変

除痛
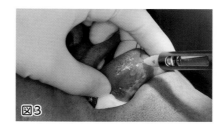

図3

切開
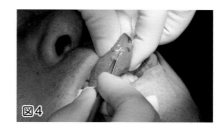

図4

切除
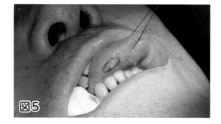

図5

縫合
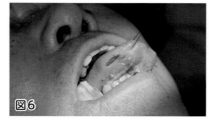

図6

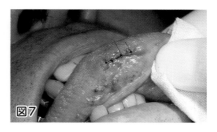

図7

口腔粘膜疾患

アフタ性口内炎★
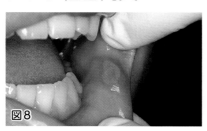

図8

口腔扁平苔癬★
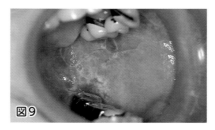

図9

2 外傷の治療

1. 外傷とは

　外傷とは，怪我のことです．体の組織の連続性が断たれた状態を損傷といい，損傷に「心の傷」を加えたのが外傷の考え方です．口腔外科では主に顎顔面領域に生じた損傷の患者さんを治療します．顔面や口腔の軟組織，歯，歯槽骨・顎骨，顎関節などの部位や，受傷の原因，損傷の状態によって，それぞれに適した治療法を行います．骨折端は折れた割箸の断端★のようになります．すなわち受傷した部位は元の状態には戻らず，傷跡が残り

ます．かみあわせ（咬合）や顎の動き（顎運動）などの機能を回復すること，そして傷跡が目立たなくなるように配慮して，処置をします．また，受傷してからできるだけ早く治療を開始することが重要です．さらに受傷の状態によって頭部外傷も併発している可能性もあるので，処置中，常に患者さんの状態を観察して異常が生じていないことを確認しながら補助することが重要です．

2. 外傷の治療の流れ

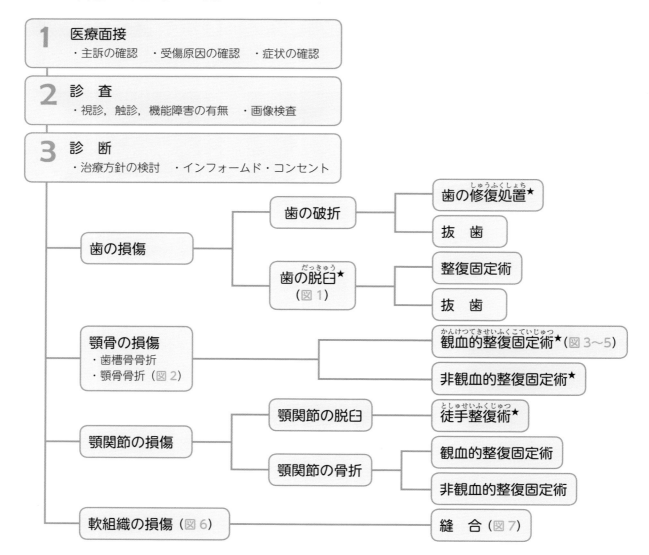

1 　医療面接
　・主訴の確認　・受傷原因の確認　・症状の確認

2 　診　査
　・視診，触診，機能障害の有無　・画像検査

3 　診　断
　・治療方針の検討　・インフォームド・コンセント

歯の損傷
　歯の破折
　　歯の修復処置★
　　抜　歯
　歯の脱臼★（図1）
　　整復固定術
　　抜　歯

顎骨の損傷
　・歯槽骨骨折
　・顎骨骨折（図2）
　　観血的整復固定術★（図3〜5）
　　非観血的整復固定術★

顎関節の損傷
　顎関節の脱臼
　　徒手整復術★
　顎関節の骨折
　　観血的整復固定術
　　非観血的整復固定術

軟組織の損傷（図6）
　　縫　合（図7）

歯の脱臼

下顎乳中切歯の完全脱臼

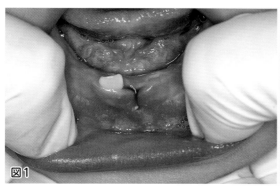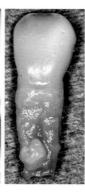

図1

下顎骨骨折：観血的整復術

診断 　　　　　骨折部の明示 　　ミニプレートによる固定

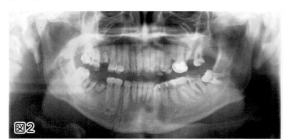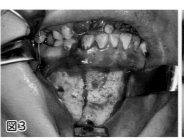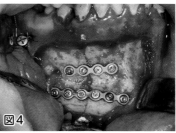

図2　　　　　　図3　　　　　　図4

術後

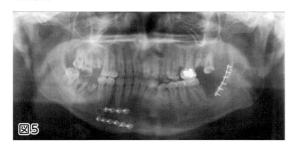

図5

軟組織裂創：縫合術

来院時 　　　　　縫合術後

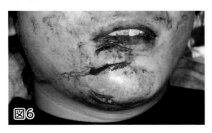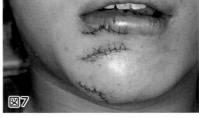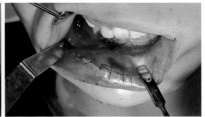

図6　　　　　図7

3 抜　歯
① 普通抜歯

1. 普通抜歯

抜歯は，保存できない歯を人為的に口腔内から抜く行為で，歯科で多い手術の 1 つです．普通抜歯は，口腔内に生えている歯を基本的な手順で抜歯することをいいます．

患者さんに抜歯が必要な理由や処置の方法，抜歯後の治療について，また抜歯をしない場合の解決法について説明をし，患者さん自身が抜歯について理解し，同意して（インフォームド・コンセント，p.12），初めて抜歯を行います．抜歯した歯を元の状態に戻すことは不可能なので，この手続きは確実に行います．

処置当日は，患者さんが抜歯について理解していることと，健康状態を確認します．局所麻酔の注射で痛みを取り，歯周靱帯を切り，挺子（エレベーター，ヘーベル）や抜歯鉗子で歯槽窩の骨を広げつつ歯を浮き上がらせて（脱臼）抜きます．その後，必要に応じて歯肉を縫い（縫合），圧迫止血をします．止血していることを確認して，術後の注意点を説明し，抗菌薬や鎮痛薬を渡します．

2. 普通抜歯の流れ

1 診断（図 1），患者の状態の確認
・インフォームド・コンセントの確認
・当日の健康状態の確認

2 局所麻酔（図 2）
・洗口液による洗口
・局所麻酔（伝達麻酔，浸潤麻酔）
・麻酔奏効★の確認

3 歯周靱帯の切断（図 3）
・メスや探針

4 歯の抜去（図 4, 5）
・エレベーター
・抜歯鉗子

5 炎症性肉芽組織の搔爬★（図 6, 7）
・歯科用鋭匙★

6 骨鋭縁の削除
・骨ヤスリ

7 創部の洗浄
・生理食塩液
・シリンジ

8 縫合（図 8, 9）（必要により）
・縫合針，持針器，縫合糸，ピンセット，剪刀（ハサミ）

9 圧迫止血（図 10）
・ガーゼ
・止血状態の確認

10 術後の注意および指示，処方薬を渡す

1 診断

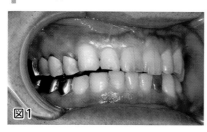

図1

1 エックス線写真

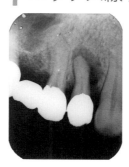

2 除痛

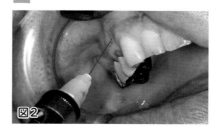

図2

3 歯周靱帯の切断

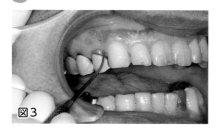

図3

4 歯の脱臼

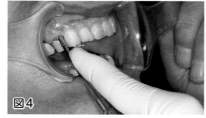

図4

4 抜歯鉗子による抜去

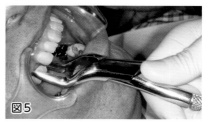

図5

5 炎症性肉芽組織の掻爬

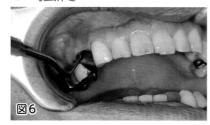

図6

5

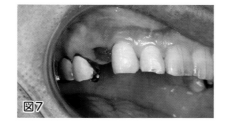

図7

8 縫合

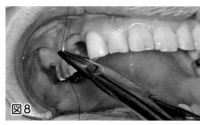

図8

8

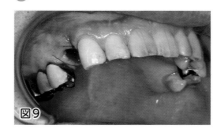

図9

9 圧迫止血

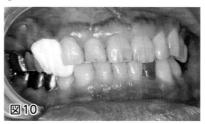

図10

3 抜　歯
② 智歯の抜歯

1. 智歯の抜歯

　通常に萌出している智歯は普通抜歯の方法（p.52〜53）で抜歯します．智歯は骨の中に埋まっている（埋伏）ことが多く，化膿★したり第二大臼歯がう蝕になったりする原因となるため，抜歯が必要になることがあります．

　初診日は患者さんの全身状態や歯の状態を診査し，抜歯についてインフォームド・コンセントを得て，新たに抜歯の予約をします．初診日前に，患者さんがかかりつけ歯科医から十分な情報を得ている場合は，初診日に抜歯することもありますが，前者が主流です．

　局所麻酔などで除痛し，粘膜骨膜を骨から剝がし（剝離），埋伏している歯を見えるようにします．歯冠の最も径の大きい部分（最大豊隆部★）を露出するように骨を削り（骨削除），歯を分割して抜きます．骨の鋭縁を整え，創部を生理食塩液で洗浄して縫合します．ガーゼで圧迫止血を行い，十分に止血していることを確認して処置終了となります．術後の注意点を説明し，抗菌薬や鎮痛薬を渡します．

2. 智歯の抜歯の流れ

1 患者の状態の確認
・インフォームド・コンセントの確認
・当日の健康状態の確認

2 局所麻酔（図1, 2）
・洗口液による洗口
・局所麻酔（表面麻酔，伝達麻酔，浸潤麻酔）
・麻酔奏効の確認

3 切　開
・メス

4 剝　離（図3）
・粘膜骨膜弁★

5 術野の明示（図4）
・鉤（鈎）★

6 骨削除（図5）
・骨ノミ，マレット

7 歯の分割（図6）
・エアタービンバー★

8 歯の抜去（図7）
・エレベーター
・抜歯鉗子

9 炎症性肉芽組織の搔爬（図8）
・歯科用鋭匙

10 骨鋭縁★の削除（図9）
・骨ヤスリ

11 創部の洗浄（図10）
・生理食塩液
・シリンジ

12 縫合（図11, 12）
・縫合針，持針器，縫合糸，ピンセット，剪刀（ハサミ）

13 圧迫止血
・ガーゼ

14 術後の注意および指示

2 表面麻酔

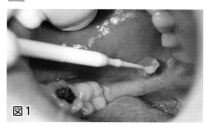

図1

2 伝達麻酔

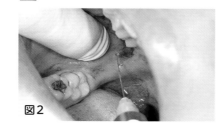

図2

4 剝離

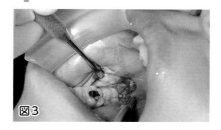

図3

5 術野の明示

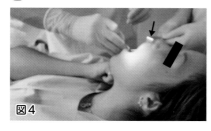

図4

6 骨削除

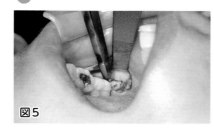

図5

7 歯の分割

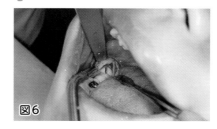

図6

8 歯の抜去

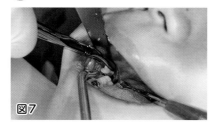

図7

9 炎症性肉芽組織の掻爬

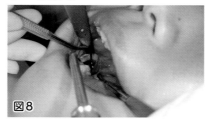

図8

10 骨鋭縁の削除

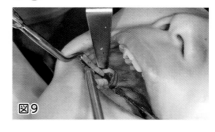

図9

11 創部の洗浄

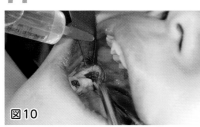

図10

12 縫合

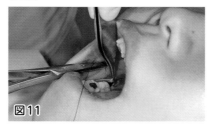

図11

12

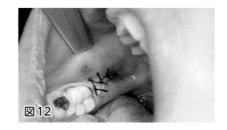

図12

4 口腔粘膜疾患の処置

1. 口腔粘膜疾患とは

　口腔内は，歯以外は口腔粘膜で覆われています．口腔粘膜に症状を呈する病変を口腔粘膜疾患といいます．口腔粘膜疾患には，原因が口腔粘膜に直接及んだ場合や，全身疾患や皮膚疾患の部分症状として現れる場合があります．症状は白い病変（図1，2）や紅い病変，ただれ（潰瘍，図3），水ぶくれ（水疱，図4，5）などさまざまあり，原因も義歯による刺激，真菌（図1）やウイルス（図4，5）などの微生物，自己免疫疾患，原因不明（図2，6）など多様です．また，白板症（図8）や紅板症のがんに関連する病変や，悪性腫瘍である場合があります．

　医療面接の情報と口腔内の状態や，血液検査，擦過細胞診★，病理組織検査★などの結果から診断します．

2. 口腔粘膜疾患の治療について

　治療について，外用薬の塗布（図7）や投薬などの内科的治療，義歯の調整などの歯科治療，病変を取り除く外科的治療（図8〜10），治療を必要としない（図6）など，処置方針に従い対応します．また，口腔扁平苔癬（図2）などの慢性疾患は病変の消失が困難で，長期にわたり支援する必要があります．

　高齢者やがん患者さんの口腔内の診査は重要で，口腔内をみる機会の多い歯科衛生士が，口腔粘膜の異常を発見し歯科医師に報告できれば，患者さんにとってきわめて有益なこととなります．

　したがって，歯科衛生士は口腔粘膜疾患に関する十分な知識が必要です（表1）．

3. 処置の流れ

1 医療面接，口腔内診査

2 検査
・擦過細胞診　・病理組織検査　・血液検査

3 診断・治療方針の検討
・医療面接，口腔内所見，検査結果から診断
・治療方針の検討

4 治療方針の説明
・病状，診断，治療方針，予測される経過，ほかの治療方針などの説明
・インフォームド・コンセントの確認

5 治療

表1　口腔粘膜疾患名と主な治療法

口腔疾患名	治療法
口腔カンジダ症★（図1） 口腔扁平苔癬（図2） アフタ性口内炎（図3） 帯状疱疹★（図4，5） 天疱瘡	■内科的治療 ・外用薬の塗布（図7） ・抗真菌薬投与 ・抗ウイルス薬投与 ・生活指導
褥瘡性潰瘍★ リガ・フェーデ病	■歯科治療 ・義歯の調整 ・歯の鋭縁の削除
白板症 紅板症	■外科的治療 ・切除（図8〜10）
溝状舌（図6） 地図状舌 正中菱形舌炎★ フォーダイス斑★	■特に治療を要しない ・所見があっても問題ないことを説明する． ・患者を安心させる．

口腔カンジダ症

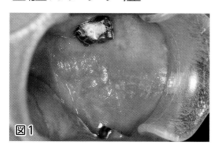

図1

口腔扁平苔癬

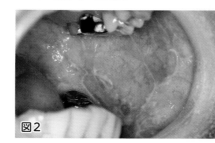

図2

アフタ性口内炎

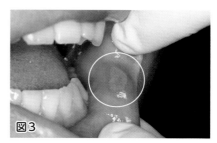

図3

帯状疱疹

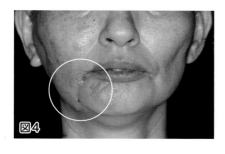

図4

帯状疱疹

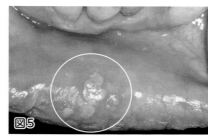

図5

溝状舌

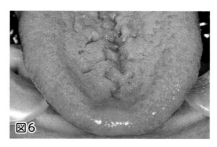

図6

副腎皮質ステロイド軟膏塗布

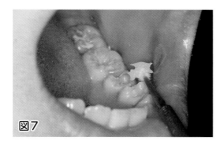

図7

外科的治療

口腔白板症

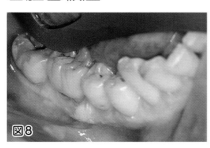

図8

切除

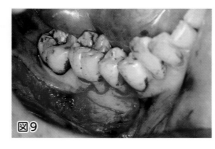

図9

遊離皮膚移植

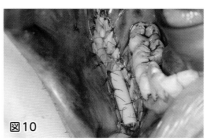

図10

1 歯科保存

1. 歯科保存学とは

　超高齢社会において，歯と歯列の保存と口腔機能の長期維持は人々のQOL（quality of life，生活の質）に大きく関わることが一般的にも知られるようになってきました．高齢化が進むなかで，歯の長寿化は健康寿命の延伸にも寄与し，とても重要です．

　歯を失う主な原因はう蝕と歯周病です．それらの疾患の予防，治療，およびメインテナンスを追究する総合的な学問を歯科保存学といいます（図1）．

　歯の内部のう蝕およびそれに続く歯髄や根尖部の歯周組織に波及した疾患を対象にする学問をう蝕学といいます．う蝕学はさらに歯の硬組織疾患（表1）の治療を対象とする保存修復学と歯髄・根尖性歯周組織疾患（表2）の治療を対象とする歯内療法学に細分されます．一方，歯の外側を取り囲む歯肉の炎症による歯周組織の破壊を対象にする学問を歯周病学といいます（図1）．

2. う蝕の保存修復

　う蝕の治療は，今日MI；Minimal Intervention Dentistry★の概念が基本になっています．（1）う蝕の早期発見とう蝕リスクと活動性の評価，（2）脱灰病変の再石灰化，（3）健全歯の保守，（4）テーラーメイドのリコール，（5）う窩への最小限の外科的介入，（6）欠陥修復物の補修です．（1）～（4）は歯科衛生士，（5）～（6）は歯科医師の業務に相当します．

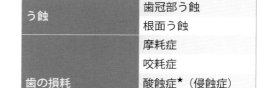

図1　歯科保存学の分類

表1　保存修復の対象になる歯の硬組織疾患

う蝕	歯冠部う蝕
	根面う蝕
歯の損耗	摩耗症
	咬耗症
	酸蝕症★（侵蝕症）
	アブフラクション★
	くさび状欠損
歯の亀裂・破折	
形成異常	形成不全
	形態異常
歯の着色・変色	
象牙質知覚過敏症	

表2　歯内療法の対象疾患

歯髄疾患	可逆性歯髄炎（歯髄充血）
	非可逆性歯髄炎（急性歯髄炎，慢性歯髄炎，歯髄壊死・壊疽など）
根尖性歯周組織疾患	急性根尖性歯周炎
	慢性根尖性歯周炎
	慢性根尖性肉芽性歯周炎（歯根肉芽腫，歯根嚢胞，硬化性骨炎）

2 象牙質知覚過敏症

　象牙質知覚過敏症とは，象牙質を覆うエナメル質やセメント質が欠損し，象牙細管★が口腔に露出すると冷たい水や冷たい風，歯ブラシの毛先が触れたりすることで一瞬の鋭い痛みを感じる疾患をいいます．歯頸部の露出根面に多く認められます．

1. 主な原因

　主な原因としては，歯周病や不適切なブラッシングに伴う歯肉退縮による歯根露出，摩耗や咬耗による象牙質露出，酸性飲食物による歯の侵蝕（酸蝕症），窩洞形成，支台形成，ホワイトニングなどがあげられます．

2. 痛みのメカニズム

　象牙質が口腔内に露出すると，通常は象牙細管が石灰化物で閉鎖され，知覚過敏は起こりません．しかし，口腔へ大きく開放された状態になると外からの刺激により象牙細管内組織液が急激に移動することによる内圧の変化が，象牙細管内や歯髄の外側に分布する神経終末を刺激して鋭い痛みを感じると考えられています（動水力学説）．

3. 治療法

　口腔に開放された象牙細管が塞がれると細管内組織液の動きは止まり，知覚過敏は軽減あるいは消失します．治療には歯髄神経の知覚鈍麻，象牙細管内組織液のタンパク質凝固★や象牙細管開口部の封鎖★を目的にさまざまな方法があります．

1）薬物塗布（図1）

　硝酸カリウム（知覚鈍麻），乳酸アルミニウム（封鎖），塩化ストロンチウム（封鎖），フッ化ナトリウム（封鎖），シュウ酸カリウム（封鎖），グルタルアルデヒド（凝固）など．

2）レーザー照射（知覚鈍麻，凝固）

3）接着性修復材（レジン★系，グラスアイオノマーセメント系）によるコーティング（封鎖）

　しかし，原因が除去されなければ，知覚過敏が治らないかあるいは治っても再発の可能性もあります．プラークコントロールやブラッシング指導，かみあわせの異常，ストレス（食いしばりや歯ぎしり），食生活（酸性飲食物の習慣性摂取）などの改善が重要です．また，ホームケアとしてフッ化物や知覚過敏抑制薬物を含んだ歯磨剤の使用も有効です．

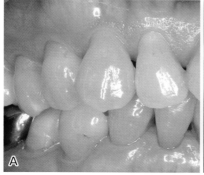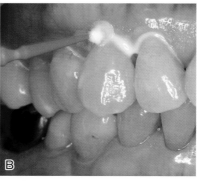

図1　象牙質知覚過敏症の治療例（薬物塗布）
A：歯根露出に伴う知覚過敏，B：薬物塗布による象牙細管の封鎖

❸ 歯冠部う蝕

1. エナメル質の初期う蝕への対応

う蝕はプラーク中の細菌が産生する有機酸が歯の無機質を溶解（脱灰）するものです．しかし，一方的に脱灰が進むわけではなく，歯を取り囲む環境条件の変化によって唾液中あるいは歯から溶解した無機質が歯に再沈着（再石灰化）します．歯冠部エナメル質では脱灰と再石灰化が日々繰り返されます．しかし，脱灰が一方的に進む環境になると，エナメル質う蝕の初期段階では，エナメル質の結晶構造の崩壊による光の屈折の乱れにより，エナメル質がすりガラスのように白濁してみられるようになります．これを白斑（ホワイトスポット）（図1）

とよびます．この段階では，まだ目に見えるう窩（う蝕によってできた穴）（図2）は形成されていません．歯を削らずにフッ化物の応用，抗菌薬の塗布や口腔衛生指導のような非侵襲的処置を行います．それによってう窩の形成抑制，白斑の縮小や滑沢化により，う蝕の進行が停止あるいは回復する可能性があります．『う蝕治療ガイドライン』では，高濃度フッ化物の塗布，高フッ化物徐放性グラスアイオノマーセメント★の塗布や高分子（レジン）系材料による封鎖が推奨されています．

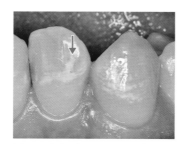

図1　白斑（ホワイトスポット）

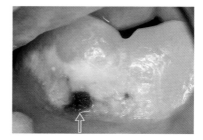

図2　う窩

2. 象牙質う蝕への対応

う蝕の脱灰がさらに進むとエナメル質表層の歯質が崩壊し，歯質内部が歯の表面に露出して，う窩が形成されます（図2）．う窩内は清掃が困難となり，細菌が繁殖しやすいため，脱灰が進んで象牙質へと広がります．う窩は再石灰化によって自然閉鎖されることがないため，人工的に塞ぐ修復処置しかありません．う窩の大きさによって修復処置が困難であったり，歯髄を保護するために，以下のような治療法が選択されます．

1）小さいう窩の修復処置：直接法修復

直接口の中で修復処置を行います．これを直接法修復といい，1回の通院で治療が完了します．修復材料には高分子材料であるコンポジットレジン★材や無機系材料であるグラスアイオノマーセメントが用いられます．特にコンポジットレジン材は接着材を用いることにより歯

と一体化できるため，病変部だけを削除する最小限の侵襲により修復できます．

2）大きいう窩の修復処置：間接法修復

技術的に直接法修復が難しい場合は，う蝕病変を含めて周囲の健全組織を削りとり，形を整えて（窩洞形成）から，歯型（印象）とかみあわせ（咬合）を採ります．その歯型から歯科技工士が石膏模型を作製して，そのうえで修復物を製作し，次回来院時に修復物を接着材で口腔内に装着します．これを間接法修復といい，2回の通院が必要です．インレー，アンレー，クラウンといわれる大型の修復物は間接法でつくられています．修復材料には金属，セラミックス★，コンポジットレジン（ガラス微粉末を添加して強化した合成樹脂）が用いられます．

3) 歯髄に近い深いう窩

う蝕が象牙質深くまで進行して歯髄に近くなると，冷たい水や甘いものがしみたりする症状が生じる場合があります．さらに放置すると刺激がなくてもズキズキする痛みが出るようになり，歯髄を取り除く治療（抜髄）が必要となります．歯髄を取り除くと歯は生活力を失います（失活）．そうならないように歯髄を生きた状態で保つために，深部の細菌感染した象牙質をあえて残し，薬剤で無菌化し，歯髄の治癒を促す歯髄保存療法（p.63参照）を行います．

＜直接法修復＞

1 窩洞形成★（図3，4）
・感染歯質を除去し，窩洞形成を行う

2 充塡（図5）

3 仕上げ・研磨

＜間接法修復＞

1 窩洞形成

2 印象採得★・咬合採得★

3 技工作業（模型調整，修復物製作）

4 口腔内試適・調整・装着（図6）

う蝕の修復処置（直接法修復の例）

術前

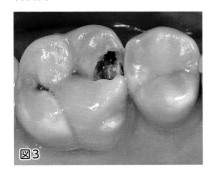

図3

1 窩洞形成

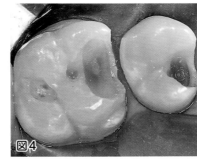

図4

2 コンポジットレジン修復

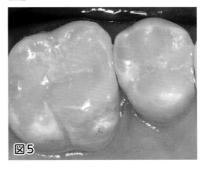

図5

う蝕の修復処置（間接法修復の例）

4 メタルインレー修復

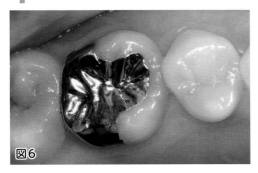

図6

4 根面う蝕

1. 根面う蝕

　成人期における歯周病の進行や歯周治療，または不適切なブラッシングによる歯肉退縮により露出した歯根面や修復物辺縁に近接した歯根面に，根面う蝕が発生します（図1）.

　長寿化によって多数歯を有する高齢者が増加していますが，歯肉退縮を有する歯の増加により，根面う蝕にかかりやすい状況になっていると考えられます．特に要支援・要介護者の多発性根面う蝕★への対応は重要な課題です．今後も高齢者の現在歯数が増加し，歯周病の罹患率が上昇すると根面う蝕が急増することが懸念され，根面う蝕への対応にもっと目を向ける必要があります.

　歯頸部付近のセメント質は約20～50μmの厚みで，セメント質う蝕は肉眼では認識できません．肉眼で認められる状態はほとんどが象牙質う蝕です．根面う蝕の初期病変はエナメル質白斑★のような目に見える変化はありません．象牙質内部へ進行し，う窩を形成して歯根表面の粗糙感★や自然着色によって，ようやく病変に気づくことがほとんどです．そのため，エナメル質う蝕に比べて病変の発見が遅れやすいのです．また，根面う蝕の治療はその発生部位から修復処置が困難なケースが多く，う蝕発生の予防や進行抑制処置が推奨されています.

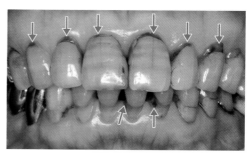

図1　高齢者の根面う蝕
上顎前歯歯頸部に根面う蝕が認められる（矢印部）.
また，下顎前歯部では歯根が露出し隣接面の一部にう蝕が認められる.

2. 根面う蝕の治療

1）初期根面う蝕の非侵襲的治療

　初期の根面う蝕ではフッ化物配合歯磨剤と0.05％NaF配合洗口剤★を日常的に併用することで，根面う蝕を再石灰化させ，進行を停止させることが可能です．また，表面の欠損の深さが0.5mm未満のう蝕であれば，1,100ppmF以上のフッ化物配合歯磨剤の使用だけでも再石灰化する可能性があるとされています．欠損の浅い初期根面う蝕の場合は，まずフッ化物を用いて再石灰化を試み，う蝕を管理するように推奨されています.

2）フッ化ジアンミン銀による根面う蝕の進行抑制

　1970年代にわが国で歯科治療が満足に行えない低年齢児の多発う蝕の「進行止め」として盛んに使われたフッ化ジアンミン銀38％水溶液★を修復処置が困難な高齢者の根面う蝕に塗布することで，う蝕の進行抑制が期待できます．フッ化ジアンミン銀による処置は多数歯に及ぶ根面う蝕を応急的に進行抑制し，その間に口腔内環境の改善が行える点ではすぐれている方法です．ただし，う蝕病変部が黒くなることが審美的に問題であると

されています.

3）修復処置

　明瞭なう窩がある場合は修復処置が必要です．接着システムの性能を十分に発揮させうる条件下ではコンポジットレジンを使用し，う蝕が歯肉縁下に及び，防湿が困難な場合にはグラスアイオノマーセメントを使用するよう推奨されています.

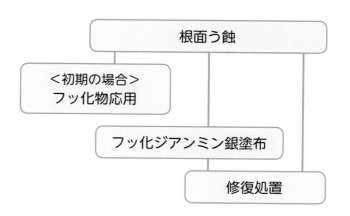

5 歯内療法

歯内療法学は，う蝕や外傷などの歯の硬組織疾患，それに継発する歯髄疾患や根尖歯周組織の疾患を対象にした病因，診断，予防および治療を考究する学問で，その臨床実践を歯内療法といいます．歯の保存の根幹をなす臨床歯科学の一分野です．

歯内療法は病態に応じて歯髄保存療法，歯髄除去療法，感染根管治療，外科的歯内療法などが適応されますが，外科的処置を除いて，ラバーダム防湿下で行うことが前提です（p.41 参照）．

1. 歯髄保存療法

歯の大部分を占める象牙質に囲まれた歯髄は，その最外側に象牙芽細胞★が配列し，持続的に象牙質を形成します．歯髄内には血管や神経が豊富に分布し，栄養供給や知覚（主に痛覚）を司っています．また，う蝕などの細菌感染や外傷などの外来刺激に対して炎症・免疫応答や第三象牙質形成，硬化象牙質形成などの生体防御反応を示す重要な組織です．

無髄歯になると警告信号としての痛みを生じず，う蝕の進行が速まり，また歯質の変色や歯根破折などさまざまな問題が発生します．特に萌出後まもない歯根未完成歯で歯髄を失うと，歯根の成長・発育が停止してしまいます．したがって，歯髄は可能な限り保存・保護することが重要です．

1）歯髄鎮痛消炎療法（歯髄鎮静療法）（図 1）

細菌感染を受けていない歯髄に生じた軽度の炎症反応に対して，薬剤を象牙質を介して作用させることによって，歯髄の炎症を抑え痛みなどの臨床症状を改善させる治療法です．歯髄鎮痛消炎薬として，フェノール製剤やユージノールなどが使用されます．

2）覆髄法（図 2）

3 つの方法があり，いずれも歯髄を健康な状態で保存するとともに第三象牙質の形成を促します．

①間接覆髄法

う蝕の除去，窩洞形成や外傷などによって残存する健全象牙質が薄くなった場合，薬剤を象牙質を介して作用させ，積極的に第三象牙質の形成を促し，外来刺激から歯髄を保護する治療法です．

②直接覆髄法

う蝕の除去や窩洞形成，外傷などによって偶発的に露

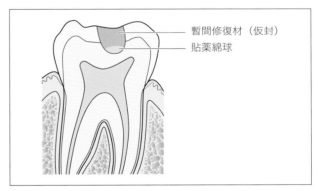

図 1　歯髄鎮痛消炎療法

暫間修復材（仮封）
貼薬綿球

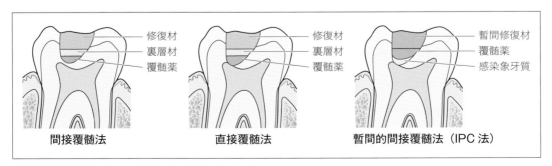

修復材
裏層材
覆髄薬

修復材
裏層材
覆髄薬

暫間修復材
覆髄薬
感染象牙質

間接覆髄法　　　　　　直接覆髄法　　　　　　暫間的間接覆髄法（IPC 法）

図 2　各種覆髄法

髄が生じ，歯髄に感染が起きていないとき，露髄面に薬剤を直接貼付して露髄部を象牙質様硬組織（デンティンブリッジ）★で閉鎖させ，歯髄を健康な状態で保存する治療法です（図3）.

③暫間的間接覆髄法（IPC法）

歯髄温存療法ともよばれています．歯髄に近接した深いう蝕で，う蝕を完全に除去すると露髄する危険性がある場合に，感染象牙質の一部を残したまま薬剤を貼付して，象牙質の再石灰化と第三象牙質の形成を待ってから

罹患歯質を除去し，最終修復処置を行うことにより，歯髄を保存する治療法です.

3）覆髄剤

主な覆髄剤（材）として水酸化カルシウム製剤やケイ酸カルシウム系セメント（Mineral Trioxide Aggregate：MTA）が使用されています．また，暫間的間接覆髄法では，水酸化カルシウム製剤のほかにタンニン・フッ化物合剤配合ポリカルボキシレートセメントも有効とされています.

2. 歯髄除去療法

歯髄炎や歯髄の損傷が歯冠部あるいは歯根部の歯髄まで波及している場合に歯髄の一部あるいは全部を除去する治療法です.

1）生活断髄法（生活歯髄切断法）（図4）

う蝕や外傷によって細菌感染が冠部歯髄に波及した場合に，冠部歯髄を根管口部で切断除去し，切断面に薬剤を貼付することによって，象牙質様硬組織（デンティンブリッジ）の形成を促し，根部歯髄を生活させた状態で

保存する治療法です．特に若年者の根未完成歯が適応となり，歯根の持続的な形成と発育が期待できます.

2）抜髄法

歯髄に生じた感染や損傷が根部歯髄にまで波及しているとき，歯髄を全部除去することによって炎症が根尖周囲組織へ波及することを防止し，また痛みを取り除く治療法です.

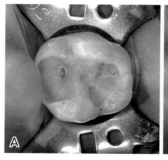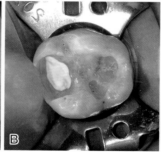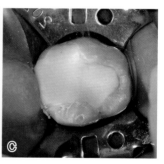

図3　直接覆髄法応用症例
A：う蝕除去後，点状に露髄，B：覆髄薬（MTA）貼付，C：グラスアイオノマーセメント仮封

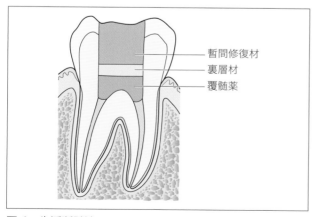

図4　生活断髄法

暫間修復材
裏層材
覆髄薬

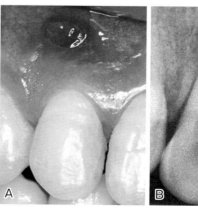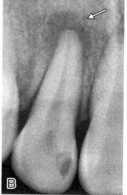

図5　根尖性歯周組織疾患の臨床像
レジン修復歯の歯肉病変（A）とエックス線写真で認められた根尖透過像（B，矢印）

3. 感染根管治療

　根管内や根管壁象牙質（象牙細管内）に細菌が侵入した根管を感染根管といいます．感染根管を放置すると根尖孔を通じて根尖周囲組織へ細菌感染が波及して根尖性歯周組織疾患を起こすことがあります（図5）．このような状態を予防・治療するために感染根管内をリーマー・ファイル★などで根管拡大・形成し，根管消毒薬で消毒して，根管充塡★する一連の治療を感染根管治療と

いいます．これらの操作はラバーダム防湿によって患歯を孤立させた消毒野で行われます．また，最近では双眼ルーペや手術用顕微鏡（マイクロスコープ）下で細い根管内を観察しながら治療が行われています．
　抜髄法や感染根管治療における根管処置は通常，以下のように行われます（図6〜12）．

1	髄室開拡★（図6, 7）
2	根管口確認
3	根管口拡大（図8）
4	根管長測定
5	根管形成（図9, 10）

6	根管洗浄
7	根管消毒（貼薬）
8	根管充塡（図11, 12） ・細菌などが歯冠側から再侵入するのを防ぐために，根管形成後の根管腔をガッタパーチャポイントやシーラーなどの根管充塡材で封鎖する．

1 髄室開拡

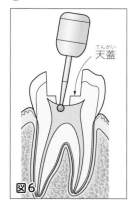

図6

1 天蓋除去★

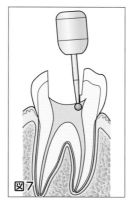

図7

3 根管口拡大

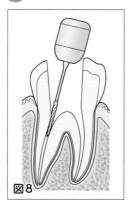

図8

5 根管形成

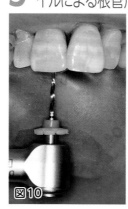

図9

5 ニッケルチタンファイルによる根管形成

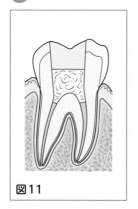

図10

8 根管充塡

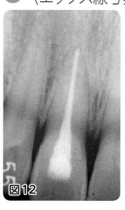

図11

8 根管充塡後（エックス線写真）

図12

6 歯のホワイトニング

1. 歯の色には個性がある

歯の色はエナメル質表面の直接反射や象牙質からの内部反射を反映しています．皮膚や毛髪の色に個人差があるように，歯の色も個人差があるとともに正常な範囲があります．その影響因子としては個体差，年齢差，歯種あるいは歯の部位などがあげられます．個体差は，たとえ黄色いと感じても歯の色見本であるシェードガイドの範囲におさまっていれば正常色です．年齢差では，萌出

したばかりの永久歯と，高齢者の亀裂のある摩耗・咬耗した歯と比べれば後者のほうが明度は低く，黄色味が強い傾向にあります．また，同一個体でも加齢とともに歯の色は変化します．歯種によっても歯の解剖学的形態や頰舌的厚みなどの違いのために色は異なります．また，1本の歯でも歯の先端と歯頸部では色調が異なります．

2. 歯の変色・着色の原因

シェードガイドで表現された正常範囲の色調から大きく逸脱★した場合を歯が（病的に）変色しているといいます．歯の色の変化には歯の表面への沈着物，歯の表面あるいは歯の硬組織★内の着色，歯質の色調変化による狭義★の変色があります．自然の歯の色を損なう原因に

は患者さんの生活習慣に由来するもの，医療の結果によって生じる医原性のもの，歯の生理的器質変化によるものなどが考えられます．こうした原因のなかには歯科衛生業務によって解決できるものもあります．

3. ホワイトニングの意義と目的

ホワイトニングとは広義では歯の色調を改善して明度（明るさ）を高くすることです（表1）．

その方法としてPTC（プロフェッショナルトゥースクリーニング），漂白（ブリーチング），マニキュア★，ラミネートベニア修復★などがあります．狭義では漂白をさすことが一般的です（表1）．ホワイトニングの目的・効果（表2）は病的変色歯への対応はもちろんのこ

と，正常色範囲においては自己改造，自信の回復，円滑な対人関係，仕事の成功やアンチエイジング★を期待する心理的対応，口腔の健康増進への動機づけやう蝕・歯周病予防を期待する予防的対応，あるいは美容的対応が考えられます．こうした対処には歯科衛生業務として行えるものが含まれていますが，いずれにしても歯科医師が診断，処置するものです．

表1　ホワイトニングとは

	歯の色調を改善して明度を高くすること
広義	・PTC（professional tooth cleaning） ・漂白（ブリーチング） ・マニキュア ・ラミネートベニア修復
狭義	漂白（ブリーチング）

表2　ホワイトニングの目的

病的変色歯への対応	・内因性変色の自然美改善
心理的対応	・自己改造，自信の回復，円滑な対人関係，仕事の成功
予防的対応	・口腔の健康増進への動機づけ，う蝕・歯周病予防
美容的対応	・フェイシャル・ビューティー・ケアの1つとして

4. ホワイトニングの種類

1) 失活歯の漂白

・ウォーキングブリーチ★（図1）

2) 生活歯の漂白

・オフィスホワイトニング（オフィスブリーチング）
（図2A）
・ホームホワイトニング（ホームブリーチング）
（図2B，図3）

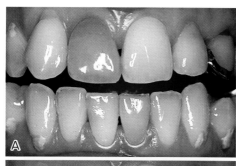
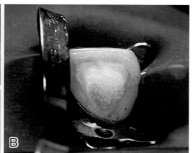
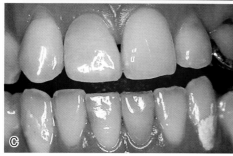

図1 失活歯のウォーキングブリーチ
A：術前．1|の失活変色，B：漂白剤の歯髄腔内塡入，C：術後

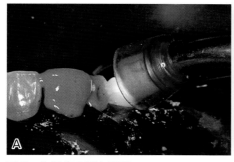
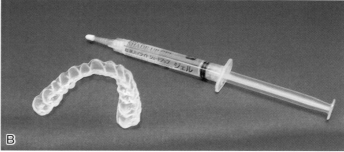

図2 生活歯の漂白処置
A：オフィスホワイトニング処置，B：ホームホワイトニング器材（マウストレーとジェル）

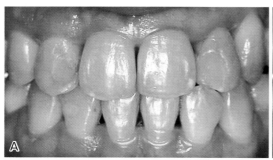
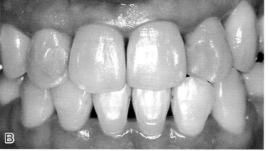

図3 生活歯のホームホワイトニング
A：術前，B：術後

1 歯周治療

1. 歯周治療とは

　問診や歯周組織検査を行い歯周病変を診断し，治療計画を立てて，歯周治療が始まります．歯周治療は大きく分けて，「歯周基本治療」，「歯周外科治療」，「口腔機能回復治療」，「メインテナンス」，「サポーティブペリオドンタルセラピー（SPT）★」に分かれます．患者さん自身のプラークコントロールの確立をはかりながら，歯周ポケット内の細菌性プラークや歯石を取り除く原因除去療法を行い，治療段階ごとに，検査（再評価）を繰り返し，治療を進めていきます．治癒や病状の安定後も再発予防のために定期的なメインテナンスや SPT を継続していきます．

2. 歯周治療の流れ

1 歯周組織検査（表 1，図 1，2）

2 診断・治療計画の立案

3 歯周基本治療（p.70〜71）
・痛みや急性症状のある場合に対応する
・口腔清掃指導，プラークコントロール，スケーリング・ルートプレーニング（SRP），かみあわせの調整（咬合調整），抜歯，う蝕治療，補綴処置，投薬など
・禁煙支援

4 歯周組織の再評価・検査
・一通り SRP を終えたところで歯周組織検査を行い，歯肉がどの程度健康を取り戻しているか評価する．
・予測した効果が得られなかったときは，治療法について再検討し，歯周外科手術も検討する．

5 歯周外科治療（p.72〜74）

6 歯周組織の再評価・検査

7 口腔機能回復治療
・咬合治療，修復・補綴治療，インプラント治療など

8 歯周組織の再評価・検査

9 メインテナンス／ SPT（p.75）

表 1　歯科衛生士が行うべき記録と歯周組織検査項目

・口腔清掃習慣の記録と評価
・口腔清掃状態の評価，プラーク付着状態の記録（図 1）
・プロービングデプス（PD）の評価（図 2）
・アタッチメントレベル（AL）★の評価
・プロービング時の歯肉出血（BOP）と歯肉の炎症の評価
・歯の動揺度の評価
・根分岐部病変★の評価
・口腔内写真の撮影

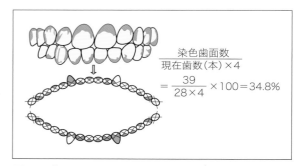

$$\frac{染色歯面数}{現在歯数(本) \times 4} = \frac{39}{28 \times 4} \times 100 = 34.8\%$$

図 1　プラークコントロールレコード★の例（O'Leary）

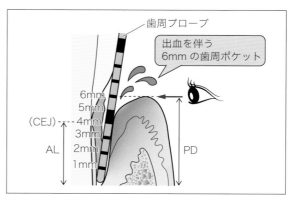

歯周プローブ

出血を伴う 6mm の歯周ポケット

6mm
5mm
4mm
（CEJ）
3mm
AL
2mm
1mm
PD

図 2　歯周組織の検査
棒状の器具（歯周プローブ）を使った歯周ポケットの深さ（PD）を調べる検査で，歯肉からの出血の有無（BOP）も確認する．

2 歯周病と全身疾患

歯周病は，歯周組織が細菌感染によって慢性炎症★となり，組織が破壊された疾患です（図1）．原因はプラークで，除去せずに放置すると歯石となり，さらにプラークが付着し，口腔内の環境を悪化させます．口腔内で増殖した細菌は，血流にのって肺や心臓，血管などの全身の臓器に移動することが明らかになっており，歯周病だけでなく，糖尿病や心疾患，肺炎，早産・低体重児出産などの全身疾患に影響を及ぼしているとされています．

歯科衛生士によるブラッシング指導を行い，徹底した口腔内のプラークコントロールと定期的なプロフェッショナルケアを行うことが重要です．

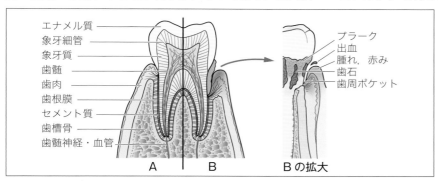

図1　健康な歯周組織と歯周病の模式図
A：健康，B：歯周病

1. 糖尿病

『糖尿病治療ガイド』では，歯周病は糖尿病の合併症として認知されています．高血糖により，歯周病原菌による炎症が引き起こされ歯周組織の破壊が生じます．

さらに，血糖コントロールが悪化するなどの影響を及ぼすことになります．

2. 循環器疾患（心疾患・脳血管疾患）

歯周病の進行により，歯周病原菌は血流中に運ばれ血管内皮に付着し，プラークを形成することで，心疾患や脳血管疾患などを引き起こすことが知られています．

また，血管内皮細胞に障害を与え，動脈硬化に罹りやすくなり，動脈疾患のリスクが高くなるとされています．

3. 誤嚥性肺炎

高齢者や脳血管障害者では，咳や嚥下の反射機能が低下し無意識に食物や唾液が誤って気管に入り誤嚥を起こすことが多くあります．口腔内細菌が気管内に入りこむことで粘膜の炎症や，気管支・肺で感染して肺炎を発症すると考えられています．

4. 骨粗鬆症

骨粗鬆症は女性や高齢者に多くみられます．骨密度が低下している人が細菌感染すると，細菌の侵襲を受けやすく，歯周病の進行が速くなると考えられています．

閉経後の女性は急激に骨密度が低下し，歯周病の進行に影響するため，特に注意が必要です．

❸ 歯周基本治療（TBI*，SRP）

1. 歯周基本治療とは

歯周基本治療とは，歯周病の病原因子を排除して歯周組織の病的炎症をある程度まで改善し，その後の歯周治療の効果を高め，成功に導くための基本的な原因除去療法をいいます．

その治療の処置として，炎症と咬合性外傷に対する2つの処置があります．炎症に対する処置には，プラークコントロールを中心とするブラッシング指導（セルフケア・プロフェッショナルケア）とスケーリング*，ルートプレーニング*が主体となります．また，咬合性外傷に対する処置は，咬合によって歯周組織が破壊されたところを改善し，安定した咬合を獲得することにより歯周組織の機能を回復する処置を行うことです．

2. 歯周基本治療の流れ

歯周基本治療は，プラークが増加しやすくなっている原因を除去することを目的としています．歯肉縁上・歯肉縁下の歯石除去，歯周ポケットの存在，食物残渣（食渣，食べかす）が歯の間に挟まった状態の食片圧入，生活習慣の確認，食生活習慣の確認，歯列不正，不適合の補綴装置・修復物，歯の形態異常，口呼吸，小帯の異常などのさまざまなプラークリテンションファクター（炎症性修飾因子）*を除去することが必要です．つまり，口腔内の清掃が容易となるよう，口腔環境を整えてセルフケアを行いやすくすることが重要となります．

---

1 アセスメント（情報収集）（図1, 2）
　＜歯周病のリスクファクター＞
　・歯周ポケット，歯肉の出血，歯の動揺度，口腔清掃状態（プラークチャート*），歯石の沈着，生活習慣，喫煙，全身疾患など
　＜全身疾患としてのリスクファクター＞
　・感染性心内膜炎，心臓血管疾患，糖尿病など
　＜う蝕のリスクファクター＞
　・生活習慣，食生活習慣，不十分なフッ化物応用，歯の形態や歯列，口腔乾燥
　＜口腔清掃の状態や習慣＞

2 歯科衛生診断（問題の明確化）
　・プラークリテンションファクターを明らかにする．
　・歯科衛生介入する優先順位を決める．

3 計画立案
　・目標の設定
　・歯科衛生介入方法を決定する．

4 歯科衛生介入（歯周基本治療の実施）

（1）モチベーション（動機づけ）（図3）
- 口腔内状態（病状）を説明する.
- プラークと歯周病との関係を説明する.
- 位相差顕微鏡★検査の結果を説明する.
- 歯周病の進行について説明する.
- 歯肉の形態の変化，歯肉の色の変化，歯肉の出血の変化，歯周ポケットの変化，プラークチャートの変化，生活習慣の変化，食習慣の変化などを説明する.

（2）セルフケア（歯肉縁上のプラークコントロール：TBI；Tooth Brushing Instruction）
- 歯ブラシや歯間清掃用具などによる機械的プラークコントロールを基本として，プラークコントロールの重要性を認識させ，患者に適した具体的な清掃方法を指導する（図4）.
- 電動歯ブラシ，音波ブラシ，デンタルフロス，歯間ブラシ，タフトブラシなど患者にあわせて選択し，口腔内の状態にあったブラッシング方法を指導する.
- プラークの増加を助長する生活習慣や食生活習慣を指導する.

（3）プロフェッショナルケア（歯肉縁上および歯肉縁下のプラークコントロール）
- 基本的にはセルフケアが重要であるが，技術面で十分に清掃できない歯面や歯根部または補綴装置などに付着したプラークを歯科衛生士が機械的に除去する（PTC, 図5）.

（4）スケーリング・ルートプレーニング（SRP；scaling and root planing）（図6）
- 歯周基本治療のなかでプラークコントロールとともにきわめて重要な処置である.

5 歯科衛生評価

- 歯科衛生計画，歯科衛生介入と最も適した順序で歯科衛生介入が進み，炎症の程度や口腔環境の改善および生活環境の改善がみられるようになる．その後の判定を行い，歯科衛生介入の修正に役立てる.
- 「歯周病のリスクファクター★」，「全身疾患としてのリスクファクター」，「う蝕のリスクファクター」，「口腔清掃の状態や習慣」の結果をもとに，歯周基本治療によって治癒しない原因を検討し，歯周外科治療，根分岐部病変の処置，口腔機能（咬合咀嚼，審美，発音機能）処置，補綴治療へと治療計画を修正する.
- 再評価にて治療が終息する場合は，SPTまたはメインテナンス（p.75 参照）に進む.

6 書面化（記録）

- アセスメントから歯科衛生評価までのプロセスをすべて記録する.

1 歯周ポケット測定

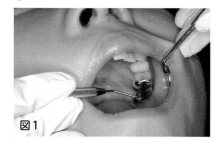

図1

1 口腔内写真撮影

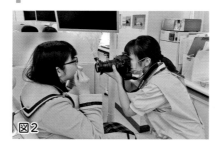

図2

4 モチベーション

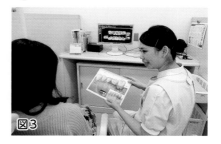

図3

4 TBI

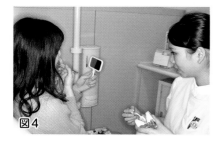

図4

4 PTC

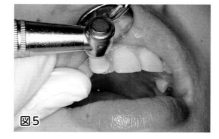

図5

4 SRP

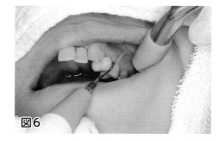

図6

4 歯周外科治療

歯周病が進行すると歯周外科手術が必要になります.
　歯周外科手術は,大きく分けて,（1）切除療法,（2）組織付着療法,（3）再生療法,（4）歯周形成手術（歯肉歯槽粘膜形成手術）の4つになります.（1）～（3）は,主に歯周基本治療で治りきらなかった部位（深い歯周ポケットなど）に,（4）は,付着歯肉,筋・小帯付着,口腔前庭の異常,歯根露出（辺縁組織の退縮）などに対して行います.

1. 切除療法：歯肉切除術

遺伝,あるいはてんかん★や高血圧治療の薬によって歯肉が増殖した（腫れた）症例（歯肉増殖症,仮性ポケット★）に適用されます.歯肉切除術は,増殖した歯肉を切除し,整形して,健康的な歯肉の形態にする手術です.図1は,フェニトインという抗てんかん薬による歯肉増殖症の手術症例です.

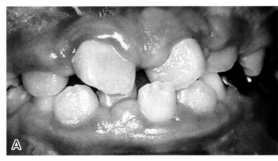

図1　歯肉切除術（13歳男子）
A：術前,B：術後

2. 組織付着療法：フラップ手術

歯周基本治療で治りきらなかった部位（深い歯周ポケットなど）に対して,歯周外科手術を検討します.フラップ手術は,病気の原因が目で確かめられるよう,局所麻酔を行ったうえで,歯肉を切開して歯槽骨からはがし（歯肉弁形成）,歯周ポケット内に残存した炎症性組織（不良肉芽組織）や根尖や歯根と歯根の間に残った歯石を除去し,ルートプレーニングで根面を滑らかにします.必要があれば,歯槽骨を整形し,その後歯肉を縫い合わせ,治癒を待ちます.

3. 再生療法

骨内欠損を伴う深い歯周ポケットや根分岐部病変に対しては，再生療法が適応になります．再生療法には，特殊な膜（遮蔽膜，メンブレン）を用いて，上皮をブロックして，膜の内側のスペースに再生を待つ組織誘導再生法（Guided Tissue Regeneration Technique, GTR法），エナメルマトリックスタンパク質★を主成分とした材料（エムドゲイン®）や組換え型ヒト bFGF★（塩基性線維芽細胞成長因子）を有効成分とする歯周組織再生医薬品トラフェルミン（リグロス®歯科用液キット）を根面に塗布することで，再生を促す方法があります．

4. 歯周形成外科手術（歯肉歯槽粘膜形成手術）

歯周形成外科手術は，歯周ポケットをなくしたり，歯周組織を再生する目的の手術とは異なり，歯周組織の審美性や機能の問題に対する手術になります（図2, 3）．

小帯（口唇の裏側のひも状の引っ張り）の付着異常，露出根面（歯肉退縮，歯肉の下がり），付着歯肉や口腔前庭の狭小（歯肉の下の組織が薄い，狭い）などの歯周組織の審美性や機能の問題に対する機能や審美性の改善のための手術です．

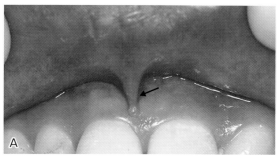

図2　小帯切除術（18歳女性）
A：術前，B：術後

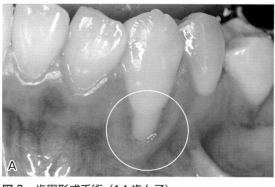
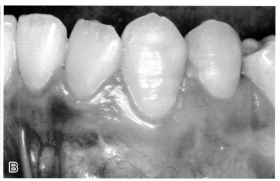

図3　歯周形成手術（14歳女子）
A：術前，B：術後

5. 手術の流れ

1 手術用器材の準備（図4）

2 術前問診（図5）・モニター設置（図6）
- 当日の患者の状態を問診し，当日の注意点や翌日以降の洗浄の必要性など再度説明を行う．
- 血圧，脈拍，心電図，SpO_2 を術中監視するためにモニターをセットする．

3 術直前準備（図7）
- 患者の口腔外消毒を行い，不潔な衣服を覆う青いシート（コンプレッセン）を患者にかぶせる．

4 術中の管理（図8）
- 術中は歯科衛生士が出血などをバキュームし，術野の確保に努める．
- 血液，唾液などが付着した器具は適宜拭き取り，術者の手に確実に渡す．

5 術後の説明（図9）
- 必ず文書にしたものを用意して術後の注意点を説明する．

1 器材の準備

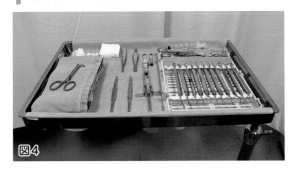

図4

2 術前問診

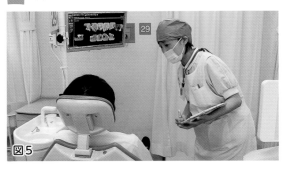

図5

2 モニター設置

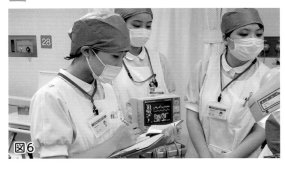

図6

3 術直前準備

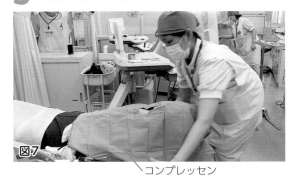

図7

コンプレッセン

4 術中の管理

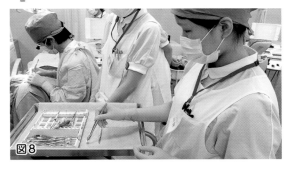

図8

5 術後の説明

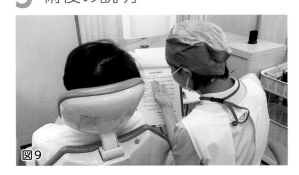

図9

⑤ メインテナンス

1. 歯周治療におけるメインテナンス・SPT とは

　積極的な歯周治療が終わって，よくなっても（良好に治癒しても），治療が完全に終わったわけではありません．歯周病は再発しやすい病気なので，定期的に，口腔内の状態を確認したり，歯周組織の検査を受けることが必須となります（表1）．SPT とは，歯周治療により病状安定となった歯周組織を維持するための治療をさします（図1）．また，歯周治療により治癒した歯周組織を維持するための管理をメインテナンスといい，どちらも歯科衛生士によるプロフェッショナルケアが必要になります．

　また，メインテナンス・SPT の時期になると，歯肉腫脹や出血などの目に見えた症状がなくなり，患者さんが油断してセルフケアを怠ってしまうこともあります．そのため，メインテナンス・SPT に移行しても，歯科衛生士は歯周病の危険因子（リスクファクター）について説明したり，問診や歯周組織検査で確認したデータを基に，患者さんの口腔内の状態，生活習慣の改善指導，食生活習慣の改善指導，全身疾患に対する保健指導など，必要な情報提供や歯科保健指導を行い，歯周病に対するモチベーションを繰り返し行うことが必要になります．

表1　メインテナンスの目的

1. 患者自身のセルフケアが適切であるかの確認
2. 歯周病再発の予防
3. 再発または新たな疾患発症部位の早期発見・早期治療
4. 良好な歯周組織環境の長期にわたる維持

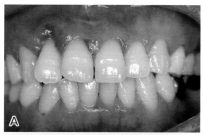
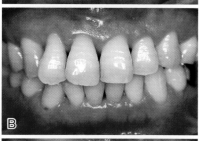
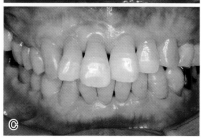

図1　中等度慢性歯周炎の改善症例（男性）
A：45歳初診時，B：3年後，SPT 開始時，
C：SPT 継続 28 年後（73 歳）．

2. メインテナンスの流れ

（歯周基本治療，歯周外科治療，口腔機能回復治療後）

1　歯周組織の再評価・検査

2　メインテナンス・SPT
・歯周組織やプラークコントロールの程度を確認し，問題となる歯周病のリスクファクターを減少させるような計画を検討する．
・患者の生活環境や食生活習慣，口腔清掃習慣などの問題点を明らかにする．
・全身疾患に対する保健指導を行う．
・患者の歯周病に対するモチベーション向上が期待できるよう説明を繰り返し行う．

1 歯科補綴

1. 歯科補綴★の分類 (図1)

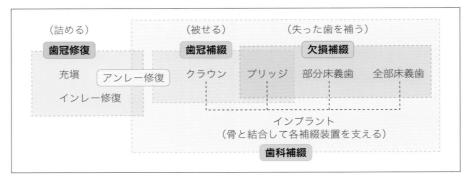

図1　補綴治療（装置）の分類
右側に表記された治療方法ほど一部の歯もしくはすべての歯の欠損・喪失が進行した病態に対する治療法である.

2. 歯冠修復★と歯冠補綴★

う蝕に罹患したエナメル質や象牙質には欠損が生じます. 歯質の欠損が軽度ならコンポジットレジン充塡やインレー修復を行い, 失われた歯質にこれらの材料を詰めて修復します.

う蝕がもう少し深く進行して歯髄を除去するなどの歯内治療を行った場合は, 失われた歯質を補うため比較的大きな修復を行います. 咬頭部を含む歯質を被覆するアンレー, 4/5冠★などは歯冠修復と歯冠補綴との境界部に属しますが, 歯質全体を被覆するクラウンは歯冠補綴

に位置づけられます (図2, 3). これらのうちどの治療法を選択するかは, 健康な歯質がどれくらい残っているのかによって決まります.

歯冠修復, 歯冠補綴とも, 従来は破折しにくい金属が広く用いられていましたが, 近年では天然歯と同じ色調のセラミックやレジンで製作できるようになりました. これらの新しい材料は健康保険の適用でないものもあります.

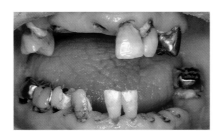

図2　補綴治療が必要な患者の口腔内
う歯の処置, 歯冠補綴, 欠損補綴など, 複数の治療が必要である.

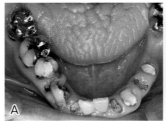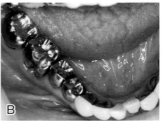

図3　クラウンによる歯冠修復
う蝕に罹患した複数の歯（A）にクラウンを製作した（B）症例. 臼歯部は全部鋳造冠, 前歯部は前装冠を装着した.

3. 歯の欠損

歯を失う主な原因はう蝕と歯周病です．う蝕の治療を一度行っても再度う蝕に罹患したり（二次う蝕），これを繰り返すとますます歯質が失われる傾向があり，歯根の歯質が破折すると抜歯になることもあります．一方，歯周病に罹患すると歯槽骨が吸収し，重篤になると歯周組織の慢性的な炎症や歯が動揺するようになり，やはり抜歯となります．これら以外にも外傷，先天性欠如，腫瘍切除などが原因で歯が失われます．

歯を喪失してその状態を放置すると，食事のときによくかめない咀嚼障害を来たします．また，臼歯を喪失してかみあわせることができない咬合不良を起こし，顎（あご）の関節や筋肉を痛めてしまうことがあります．

前歯を失うと外観不良の原因となるので，社会生活にも支障が生じます．喪失した歯の周囲に残った歯が移動や挺出★して歯列が悪くなることもあります．

歯の欠損は先進国では減少傾向にあり，わが国では，85歳以上の超高齢者は自分の歯（残存歯）を2005年には平均6.0本有していたのに対し，2016年には10.5本有するようになり，その結果，無歯顎者は急激に減少しました．これは，う蝕や歯周病の予防方法に関する知識が広く知られるようになったためです．ただし，これに伴って国民の補綴治療の頻度が少なくなったという報告はありません．

4. 喪失した歯を補う補綴治療

歯を失うと，固定性ブリッジや取り外しのできる義歯で歯と歯周組織を補い，形態と機能の回復をはかります．ブリッジの治療を行うためには，欠損した歯の隣りに健全な歯が必要で，このためブリッジは，欠損した歯がたくさんある患者さんには適しません．

義歯は患者さんが自分で取り外したり装着したりできる装置です．多くの場合，歯肉の部分を補うピンク色の義歯床が付属するため，有床義歯ともよばれます．義歯には自分の歯が1本もない全部床義歯，自分の歯が1本以上残っていて，クラスプ★などの装置によって歯に留められる部分床義歯（パーシャルデンチャー）に分類

されます（図4，5，p.82〜85参照）.

歯を失った顎骨に埋入するインプラントは，これにクラウンやブリッジを固定したり，有床義歯の下に連結することにより，補綴装置の土台として機能するためのものです．

歯の欠損の病態と治療方法は多様ですが，さまざまな補綴治療に共通する目的と治療効果として，（1）咀嚼機能の回復，（2）失われた歯質および歯の形態の回復があります．副次的な効果として，（3）発音機能，（4）口腔感覚の改善，（5）心理面の支援効果があります．

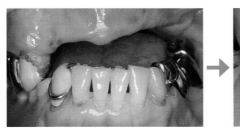 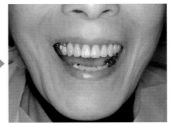

図4　部分床義歯による補綴治療を行った患者

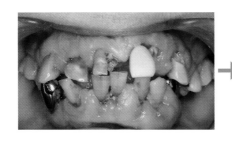 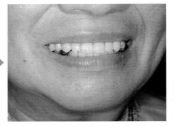

図5　歯周病に罹患し，抜歯が必要な歯が多数あった患者

2 義歯の製作
① クラウン・ブリッジ

1. 歯冠補綴の概要

　クラウンは，失った歯質の形態と機能を回復するために，残った歯質と歯根を土台としてこれらを被覆する歯冠補綴です．クラウンを装着する歯を支台歯，支台歯として適切な形をつくるために歯を切削する操作を支台歯形成とよびます．う蝕が歯髄まで達していれば歯内治療を実施したあと，失活歯として支台歯形成し，歯髄が保存できた場合は生活歯として支台歯形成します．失活歯の場合は歯質が不足している場合が多く，支台築造を行って適切な支台歯の形態になるように補います．支台築造として追加した部分をコアとよびます．

2. クラウンの材料

　クラウンの材料は大きく金属の全部鋳造冠★（図1）とセラミックを用いたクラウンに分けられ，後者はさらに金属の上にセラミックを築盛した陶材焼付鋳造冠★（メタルボンドクラウン）と金属を用いないセラミッククラウン★に分けられます．近年のセラミッククラウンのなかには，印象採得して歯科技工所で製作するだけでなく，光学的に印象採得し，歯科診療所に置いた専用の機械で削り出すCAD/CAMシステム★を利用することもできます．

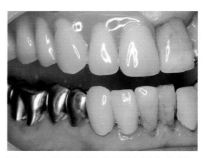

図1　全部鋳造冠（下顎右側臼歯部）
上顎には部分床義歯が装着されている．

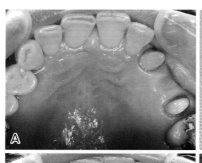
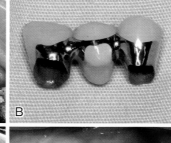
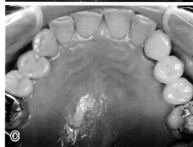
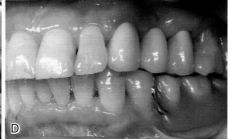

図2　ブリッジの装着
支台歯はいずれも生活歯である（A）．陶材焼付鋳造冠によるブリッジの内面の構造は金属が露出しているが（B），咬合面（C）と頬側面（D）は歯冠色のセラミックで前装★される．

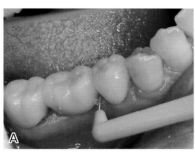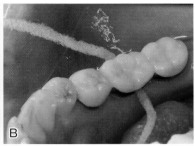

図3　補助的清掃用具での清掃
A：歯間ブラシ，B：スーパーフロス

3. ブリッジの特徴

　歯の欠損に対する補綴治療の1つがブリッジです（図2）．複数の歯冠補綴（クラウン）と欠損部の人工歯（ポンティック）とを連結して一体とし，支台歯にセメントで固定します．複数のクラウンが中間部のポンティックを挟む構造が一般的であり，この目的のために，う蝕のない健全な歯を支台歯形成することもあります．クラウンおよびポンティックの材料，支台築造や印象採得の方法は基本的にはクラウンと同じです．

　ブリッジを装着すると，ポンティックの底面と顎堤粘膜★との間には食物残渣やプラークが停滞しやすくなります．このため，歯ブラシだけでなく歯間ブラシ（図3A）やデンタルフロス（スーパーフロス，図3B）を使用した口腔清掃を行う必要があります．

4. クラウン製作の流れ

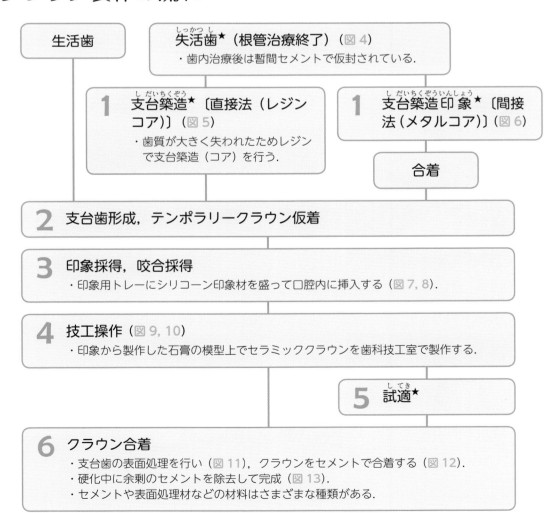

生活歯

失活歯★（根管治療終了）（図4）
・歯内治療後は暫間セメントで仮封されている．

1　支台築造★〔直接法（レジンコア）〕（図5）
・歯質が大きく失われたためレジンで支台築造（コア）を行う．

1　支台築造印象★〔間接法（メタルコア）〕（図6）

合着

2　支台歯形成，テンポラリークラウン仮着

3　印象採得，咬合採得
・印象用トレーにシリコーン印象材を盛って口腔内に挿入する（図7, 8）．

4　技工操作（図9, 10）
・印象から製作した石膏の模型上でセラミッククラウンを歯科技工室で製作する．

5　試適★

6　クラウン合着
・支台歯の表面処理を行い（図11），クラウンをセメントで合着する（図12）．
・硬化中に余剰のセメントを除去して完成（図13）．
・セメントや表面処理材などの材料はさまざまな種類がある．

根管治療終了

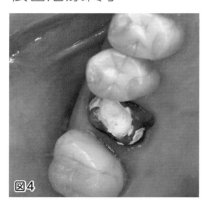

図4

1 支台築造〔直接法（レジンコア）〕〔間接法（メタルコア）〕

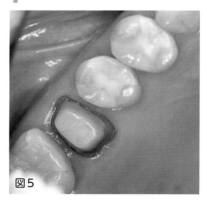

図5

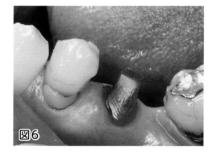

図6

3 印象採得

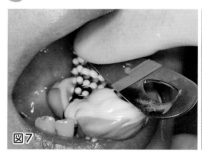

図7

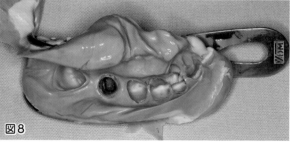

図8

4 技工操作

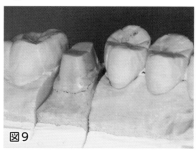

図9

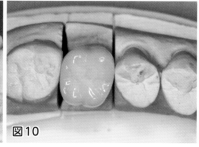

図10

6 クラウン合着

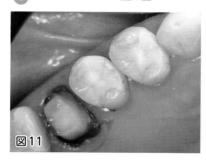
図11

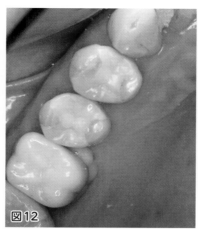
図12

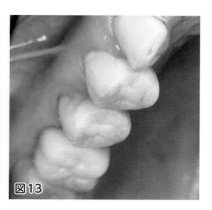
図13

5. インプラント

　歯を喪失した欠損部の顎骨にインプラント（人工歯根）を埋入し，その上にクラウンや義歯を装着することがあります（図14）．顎骨と癒着（オッセオインテグレーション）するインプラント表面は，チタン製でねじ型に製作されることが多く，インプラントの埋入手術を行った後，一定の期間を経て顎骨に固定され，粘膜の治癒が得られます．

　インプラントには専用の支台（アバットメント）を装着し，これを印象採得して適切な形態のクラウンを製作

し，装着します．1歯の欠損でもブリッジを製作する場合は支台歯となる天然歯★を切削する必要があるので，隣在歯を切削しないという点はインプラントの利点です．一方，骨量が不足する場合は埋入が難しいこともあります．保険適用はなく，費用は一般に高額です．

　プラークの付着を主因とするインプラント周囲炎★に罹患すると骨の吸収とインプラントの脱落を招くため，天然歯と同様の口腔衛生管理が必要です．

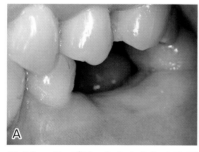
A

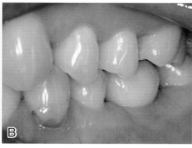
B

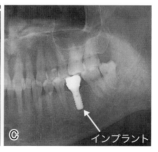
C
インプラント

図14　インプラントを支台とするクラウン
下顎左側第一大臼歯の欠損（A）に対し，インプラントを顎骨に埋入して支台とし，セラミックによるクラウンを装着した（B, C）.

2 義歯の製作
② 有床義歯★

1. 部分床義歯（パーシャルデンチャー）（図1）

上下顎どちらかの歯列において，歯が1歯以上欠損し，かつ1歯以上残存している場合に適用される可撤性（患者さんが取り外せる）義歯です．人工歯と義歯床のほかに金属製のフレームワーク★とクラスプなどの支台装置から構成されています．ブリッジの場合に行う支台歯形成やインプラントに必要な顎骨への埋入手術と比較すると，患者さんへの侵襲が少ないという利点がある一方で，クラスプや義歯床による異物感や外観の障害について，あらかじめ患者さんが理解していなければなりません（図2）．

義歯と残存歯との間や義歯床が被覆する粘膜面が不潔になりやすく，毎食後に義歯を外して清掃する必要はありますが，ブリッジと比較するとむしろ徹底した清掃は行いやすい特徴があります（図3）．また，残存歯が新たに欠損するなど口腔の状態が変化したときに修理を行える利点があります．

2. 全部床義歯（総義歯，フルデンチャー）（図4）

歯が1本もない無歯顎の患者さんに装着する可撤性の義歯で，人工歯と義歯床から構成されます．支台歯がないため，義歯床と顎堤粘膜との吸着によって定位置に留まっています．

特に下顎の全部床義歯のなかには，義歯の安定をはかるために少数のインプラントを埋入し，義歯の支台とすることもあります（図5）．この場合，義歯とインプラントは固定されず，アタッチメントとよばれる部品で連結されます．

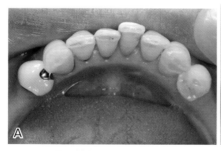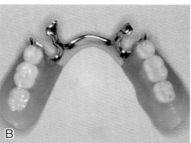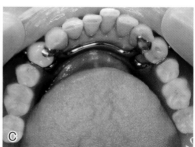

図1 下顎に装着した部分床義歯
臼歯部に欠損があり（A），製作した部分床義歯（B）を口腔内に装着した（C）.

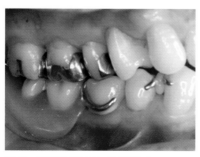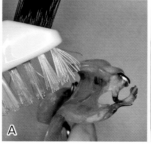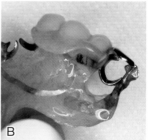

図2 部分床義歯とクラスプ
部分床義歯とこれを口腔内に維持するためのクラスプ.

図3 義歯に付着したプラークの清掃
義歯用ブラシ（A）を使用して流水下で洗い流す（B）.

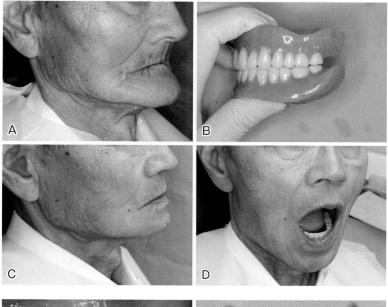

図4 全部床義歯の症例
無歯顎に特有の老人性顔貌★を呈した患者（A）に上下顎全部床義歯を製作した（B）．装着後の顔貌（C）と開口時の様子（D）を示す．

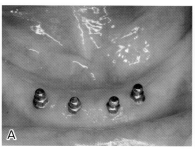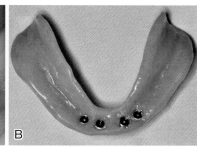

図5 インプラントが全部床義歯を支える症例
下顎全部床義歯の安定を目的として，顎堤にインプラントを埋入した（A）．義歯の内面にはインプラントと連結するアタッチメントを取りつけ（B），着脱できるように設計する．

3. 有床義歯のメインテナンス

　有床義歯は装着後にも痛みや不具合を生じることがあります．義歯などの機械的な刺激で粘膜が褥瘡性潰瘍となることもあります．このような場合には原因を慎重に精査して義歯の調整を行います（図6）．義歯装着後の不具合の原因はさまざまであり，義歯が適合していたとしても口腔粘膜の不衛生や口腔カンジダ症，または服薬による口腔乾燥を原因として義歯性の口内炎を発症して痛みが生じる場合もあります（図7）．このほか，義歯自体が破損して修理を行うことも少なくありません．このため，有床義歯を装着した患者さんは，定期的なリコール★による検査が欠かせません．

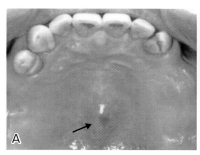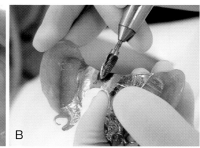

図6 装着後の義歯の調整
上顎の義歯を装着後，口蓋隆起★部（A，矢印）に痛みと発赤を生じた．同部と強く接触する義歯内面を慎重に特定し，バーで削除して調整する（B）．

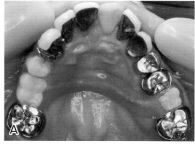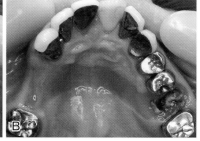

図7 義歯性口内炎
上顎部分床義歯を長期間装着していた患者（A）．義歯床の形態と一致する粘膜部位に発赤と腫脹がみられた（B）．口内炎は機械的刺激だけでなく，義歯内面に付着する細菌が原因となるので，義歯の衛生管理指導を徹底する．

4. 有床義歯治療の流れ

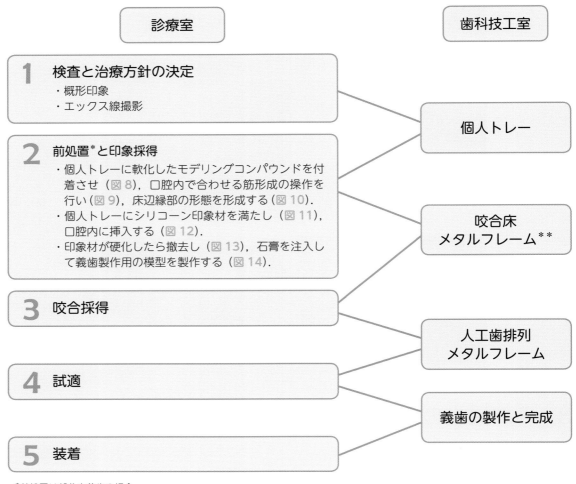

診療室

歯科技工室

1 検査と治療方針の決定
・概形印象
・エックス線撮影

個人トレー

2 前処置*と印象採得
・個人トレーに軟化したモデリングコンパウンドを付着させ（図8），口腔内で合わせる筋形成の操作を行い（図9），床辺縁部の形態を形成する（図10）．
・個人トレーにシリコーン印象材を満たし（図11），口腔内に挿入する（図12）．
・印象材が硬化したら撤去し（図13），石膏を注入して義歯製作用の模型を製作する（図14）．

咬合床
メタルフレーム**

3 咬合採得

人工歯排列
メタルフレーム

4 試適

義歯の製作と完成

5 装着

*前処置は部分床義歯の場合.
**メタルフレームは部分床義歯の場合であり，咬合採得の前に準備するときと咬合採得後に製作する場合とがある.

　有床義歯の治療は，検査と概形印象，精密印象★，咬合採得，人工歯試適，装着，調整とメインテナンスという流れが一般的です．部分床義歯の場合は精密印象の直前に前処置として支台歯の形態修正を行い，咬合採得の前後にクラスプを含めたメタルフレーム★の試適を行います．

　部分床義歯の症例における精密印象の流れを示します．個人トレーの床辺縁部★（しょうへんえんぶ）に軟化したモデリングコンパウンド★（茶色）を付与し，口腔粘膜の動きを記録して床の形態を決める操作を筋形成とよびます（図8〜10）．そのあとシリコーン印象材などを用いて印象採得を行います（図11〜14）．

2 前処置

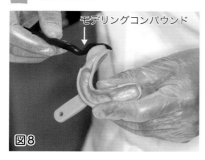

モデリングコンパウンド

図8

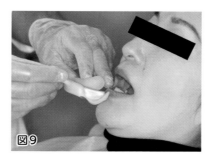

図9

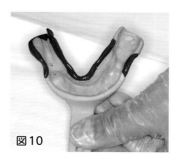

図10

2 印象採得

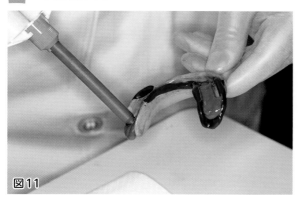

図11

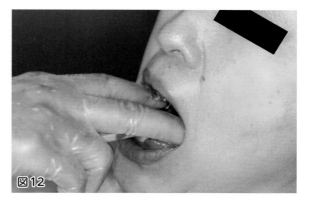

図12

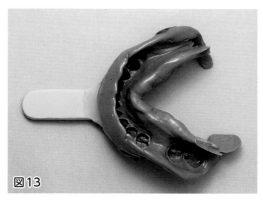

図13

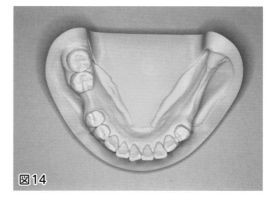

図14

1 障害者歯科

1. 障害者とは

"生きることは食べることである"と言いきっても間違いではないでしょう. 人が生活するのに, 口腔の健康を守り育てる歯科保健・医療を欠かすことはできません. しかし, 心身に障害のあるため, 自分自身では口腔の機能と健康を守っていくのが困難な人がいます.

障害者基本法で,「障害者とは, 身体障害, 知的障害, 精神障害（発達障害を含む）その他の心身の機能の障害がある者であって, 障害及び社会的障壁により継続的に日常生活又は社会生活に相当な制限を受ける状態にある

ものをいう」とされています.

このような障害（"障がい", "障碍"とも表記される）者の歯科保健と治療に対しても, 歯科医師・歯科衛生士は保護者, 家族や介護者とともにさまざまな配慮や工夫を行って, 適切に対応, 支援できるよう努力しています. 対象は図1に示すように, 狭い意味で心身に障害のある人（障害者）だけでなく, 小児から超高齢者まですべてのライフステージで特別な配慮を必要としている人, "スペシャルニーズのある人たち"です.

2. 障害者歯科とは

障害者のなかには, 知的発達が遅れていたり身体機能に障害があったりして, 通常の歯科保健や歯科治療の方法では対応の困難な歯科的スペシャルニーズのある人がいます. 障害者歯科は, 歯科的スペシャルニーズに合わせて特別な配慮や工夫, 知識と技術をもって対応（スペシャルケア）する歯科の領域です（図2）.

障害者歯科で最も特徴的な点は, 歯科保健指導, 検査や歯科治療を行うときのコミュニケーションと行動調整（行動管理）法です. 患者さんの障害特性, 発達レベル,

適応能力や口腔症状に合わせて行動調整法を選択し, 応用することです（図3）.

小児期の歯科的スペシャルニーズに対しては, 小児歯科と障害者歯科が対応しており, また, 老年期の歯科的スペシャルニーズに対しては, 高齢者歯科と障害者歯科が対応しています.

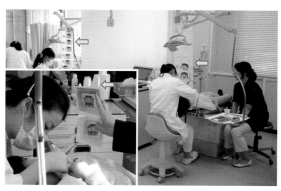

図2
障害者歯科は, 目の不自由な視覚障害や耳の不自由な聴覚障害, 肢体不自由や病気のある内部障害など, さまざまな人が対象になる. それぞれの障害の特性に合わせて, 対応法を工夫しながら診療を進める.
写真は, 自閉スペクトラム症（自閉症）児の歯面清掃, 診療の風景. 話し言葉（音声言語）でのコミュニケーションが困難な障害のある場合には, 絵カードや写真（矢印）などで見てわかるように手順を示す視覚支援とよばれる技法を応用して, 歯科保健指導や治療を行っている.

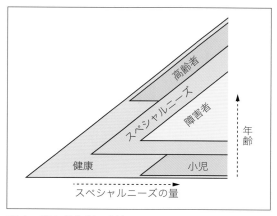

図1 障害者歯科の対象
障害や病気などのためにスペシャルニーズを伴っている人を対象に歯科保健指導や歯科治療, 専門的口腔ケア（スペシャルケアデンティストリー）を行うのが障害者歯科である.

3. 障害者のための歯科保健医療機関

わが国の障害者歯科医療は図4に示すような，三層構造で成り立っています．最も多いのは，地域の歯科診療所で行われるプライマリケア（一次医療）です．一次歯科医療機関で対応の困難な人は，行政と歯科医師会によって運営されている障害者歯科センターや口腔保健センター，あるいはリハビリテーション機関に併設の歯科診療所など，二次医療機関に紹介されます．障害者歯科の公的二次医療機関は，全国に120カ所あまり開設されています（図5）．

さらに対応の困難な人は，障害者専門の歯科医療機関，総合病院や大学病院の歯科など，全身麻酔や入院治療まで含めた全身管理と専門的治療ができる医療機関に紹介されます．

4. 障害者歯科と歯科衛生士

障害児者の歯科治療は，歯科医師と歯科衛生士にとっても困難なことが多く，また患者さんだけでなく保護者，家族や介助者にも大きな負担になります．そのため早期から，歯科疾患の予防と口腔機能のリハビリテーションを行うことが大切です．歯科医療機関だけでなく，障害児者の生活の場である家庭，入所施設や学校，障害者作業所にも出向いて，歯科検診，歯科保健指導や訓練などに携わっている歯科衛生士も増えてきています．

障害者歯科診療で，歯科衛生士には患者さんの障害別特性と固有の心身状態を把握し，患者さん本人と保護者，介護者にも丁寧に保健指導を行うことが大切です．また，患者さんとのコミュニケーションをはじめ歯科医師や他職種とも連携しながら効率的診療が行えるよう診療補助を行うことは，常勤歯科衛生士の重要な任務です（図6）．

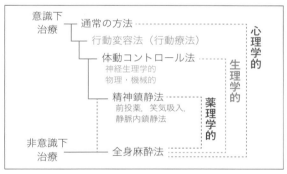

図3
障害児者の歯科治療に応用される行動調整法（行動管理法）．障害児者では，日常の歯磨きや歯科検診も困難なことが多い．歯科衛生士は歯科保健指導を行い，また歯磨き介助を行って歯科疾患を予防する．歯科治療が必要になったときは，楽に，安全・確実に治療できるよう，図のようなさまざまな方法が応用される．

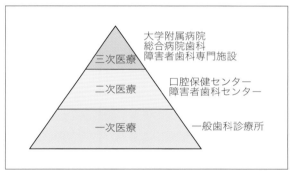

図4　障害者歯科診療の三層構造
障害者歯科診療は障害の重症度や治療内容の複雑さ，全身麻酔での治療法などによって，一次医療機関の一般診療所で行われる場合，二次医療機関の地域口腔センター／障害者歯科センターで行われる場合，三次医療機関の総合／大学附属病院や障害者歯科専門機関で一次，二次医療機関と連携しながら行われる場合がある．

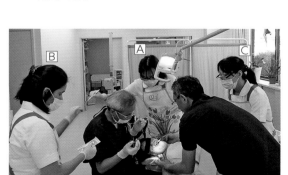

図5　静脈内鎮静法で行っている障害者歯科治療
治療担当歯科医師と歯科麻酔医をメイン（A），サブ（B），ルート（C）担当の3人の歯科衛生士が役割分担して診療補助を行っている．（川西市ふれあい歯科診療所）

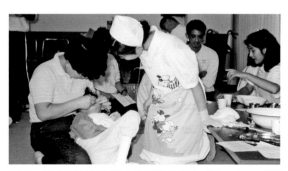

図6　障害児療育施設での歯科検診とブラッシング指導の様子

2 高齢者歯科

1. 高齢者歯科とは

　高齢者歯科（または老年歯科）も対象者の年齢で区分された歯科保健，歯科医療の領域です．65歳以上の前期高齢者，75歳以上の後期高齢者および85歳以上の超高齢者が対象になります．加齢に伴って心身機能が衰え，また，高齢者に特有の社会的問題によって，歯科的なスペシャルニーズも生じてくるため，高齢者歯科が特別な配慮と対応を必要とする人を対象に診療を行っています．スペシャルケアデンティストリーを行っている小児歯科と高齢者歯科，障害者歯科には，共通する点が多くみられます（1 障害者歯科図1）．

2. 高齢者歯科の特徴

　ヒトは加齢に伴って心身の機能が低下しますが，小児期の発育のような定型的に成長，発達する変化ではなく，高齢者の心身の変化は，たとえば，同年齢でも上下顎すべての歯が健全な人から無歯顎の人まで，きわめて個人差の大きなことが特徴です．個人差は歯だけでなく，口腔機能や生活機能の面にもみられます．心身の機能低下によって生活能力が縮小し，歯科医院への通院も困難な「要介護高齢者」になると，在宅医療，訪問歯科診療が必要になります．

　また，著しい運動機能の低下や認知症の進行などにより，家庭での生活が困難になると，生活の場が高齢者施設に移行することもあります．高齢者の生活の場に合わせて，歯科保健と歯科医療を提供することも高齢者歯科の役割になります．

　口腔機能が低下して，「食べる，しゃべる，笑う，息をする」ことに障害が現れるようになると，経口栄養が困難で摂食嚥下障害や誤嚥性肺炎，要介護状態に陥り，QOL（生活の質）が低下して，生命の危機をもたらすような問題も生じてきます（図1）．

　要介護高齢者にみられることの多い口腔の特徴を以下に示します（図2，3）．

- ・口腔衛生不良－プラーク，舌苔，食物残渣
- ・口腔乾燥症－唾液腺機能低下，薬物性唾液減少
- ・歯周疾患－口臭，歯の喪失，歯の動揺

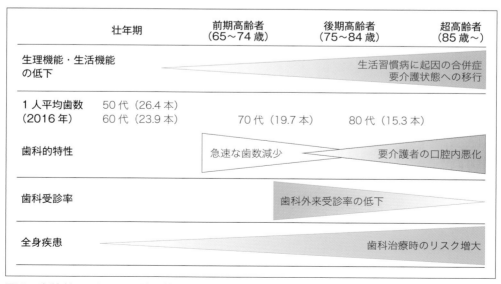

	壮年期	前期高齢者 （65〜74歳）	後期高齢者 （75〜84歳）	超高齢者 （85歳〜）
生理機能・生活機能の低下			生活習慣病に起因の合併症 要介護状態への移行	
1人平均歯数 （2016年）	50代（26.4本） 60代（23.9本）	70代（19.7本）	80代（15.3本）	
歯科的特性		急速な歯数減少	要介護者の口腔内悪化	
歯科受診率		歯科外来受診率の低下		
全身疾患			歯科治療時のリスク増大	

図1　高齢者にみられる口腔の特徴
壮年期から，前期高齢者，後期高齢者，超高齢者に至る口腔と歯の変化．

・味覚障害－味蕾★の減少（萎縮），平滑舌★，裂溝舌★
・顔面，口腔外傷－顎骨状態の変化，粘膜病変，口腔がん

・歯の病変－う蝕（根面う蝕），破折，脱臼，咬耗★，摩耗★，変色
・オーラルジスキネジア★
・摂食嚥下障害（p.90 参照）

3. 高齢者歯科の重要性

　最新の報告では，日本人の平均寿命は女性で 87.14 歳，男性で 80.98 歳であり，その差は 6.16 年です．また，健康寿命でも男女間で 2.65 年の差があります（図4）．平均寿命から健康寿命を引いた期間（男：8.84 年，女：12.35 年）は，日常生活に制限があるため，医療や介護が必要になります．高齢者人口が増大し続けている超高齢社会では，口腔の健康と機能を保障する高齢者歯科はますます重要になってきています．

　歯科医師と歯科衛生士が医療，福祉，介護分野の多職種の人とも連携協働して予防，治療とリハビリテーションからなる専門的口腔ケアを行うことは，高齢者のQOL を高め，人口減少社会での少子化対策や社会資源の有効活用の面でも大きな意味があります．

　超高齢者は，生活機能が急速に低下して口腔内状態も悪化しやすく，フレイル★から要介護状態に陥ることが多くなります（図5）．また，唾液分泌の減少，歯冠の崩壊（残根歯の増加）に加えて，咀嚼機能の低下，中枢神経系の障害★などから摂食嚥下障害が現れるようになると，口から栄養をとることが困難になり，また，誤嚥性肺炎のリスクも高くなります．

　高齢者が暮らす地域，生活の場で歯科保健指導や歯科治療，口腔機能訓練を行い，オーラルフレイルから口腔機能低下症へと進行させないように，口腔機能リハビリテーションや口から食べる支援を行うことは，高齢者歯科に期待されている重要な使命です．最近は歯科医師の随伴あるいは指示のもとに，要介護高齢者の居宅や入所施設に出向いて歯科訪問診療を行い（p.96 参照），多職種とも連携し活躍している歯科衛生士が増えています．

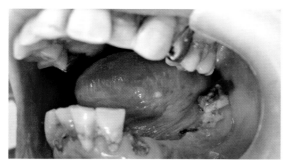

図2　認知症の人の口腔と歯の状態
要介護高齢者では，欠損歯や残根歯が多かったり，義歯の不適合や非装着が多く，咀嚼や発音，摂食嚥下障害がしばしばみられる．口腔ケアの需要は急増しており，歯科衛生士が多職種連携，協働で活躍する場は拡大している．

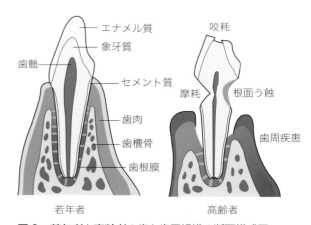

図3　若年者と高齢者の歯と歯周組織の断面模式図

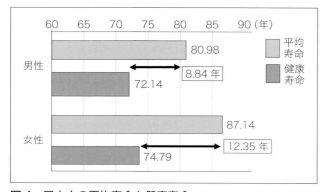

図4　日本人の平均寿命と健康寿命
健康寿命のあり方に関する有識者会議報告書（2019.3）を参考に作成．

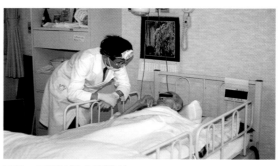

図5　長期入院の高齢者
寝たきり状態では虚弱になって，摂食嚥下障害，誤嚥性肺炎のリスクも高くなる．専門的口腔ケアと摂食嚥下リハビリテーションが重要である．

❸ 摂食嚥下障害への対応

1. 治療の概要

摂食嚥下障害とは,「口から食べる」,「飲み込む」機能の障害です. 食物を認識して口に運び, 咀嚼して飲み込み, 胃まで運ぶという一連の運動のいずれかに障害があり, 食事中にむせる, 口やのどに食物が残るなどの症状が出ることをいいます. 脳卒中やパーキンソン病★, 口腔咽頭腫瘍★などの疾患が原因となる場合や加齢が原因となることもあり, すべてのライフステージにおいて起こりうる症状です. 摂食嚥下障害は, 誤嚥性肺炎, 脱水や低栄養の原因になります. 重症になると口から食べることが難しくなり, チューブや点滴で栄養を摂取しなくてはなりません.

摂食嚥下障害への対応には, 大きく分けて2つあります. 1つは食形態(刻み食, ミキサー食など)と食べ方(食事時の姿勢, 一口の量など)を患者さんの機能にあわせた安全なものにすることです. もう1つは障害に対しリハビリテーションを行って機能改善をはかることです. 口腔ケアや舌・口腔周囲の運動などを行います. このため, 摂食嚥下機能の正確な評価が必要となります.

摂食嚥下機能の評価にはスクリーニングテスト★と, 精密検査として嚥下内視鏡検査(VE)や嚥下造影検査(VF)があります. 摂食嚥下運動のどこにどのような障害があるのかを評価し, 対応策を決定します.

2. 治療の流れ

1 主訴の確認

2 問診
・既往歴★, 痰の有無, 食事中のむせの有無など.

3 口腔内診査
・口腔機能の評価
舌運動(図1)や口唇の運動, 軟口蓋の挙上の確認. 口腔内の貯留物の確認.

4 スクリーニングテスト
・反復唾液嚥下テスト★(RSST)(図2)
・改訂水飲みテスト★(MWST)(図3)
・フードテスト(FT), 咳テストなど.

5 精密検査
・嚥下内視鏡検査(VE)(図4)
内視鏡で喉の形や動き, 誤嚥や残留の有無などを確認.
・嚥下造影検査(VF)(図5, 6)
エックス線を照射しながら造影剤の入った食品を嚥下するところを確認.

6 適切な食形態や食事姿勢の設定(図7, 8)

7 摂食嚥下リハビリテーションの指導(図9)
・直接訓練(食物を使う訓練)
・間接訓練(食物を使用しない基礎訓練)
・歯科医師, 歯科衛生士のほか, 医師, 看護師, 言語聴覚士, 作業療法士など, 多職種が関わる.

必要に応じて

8 歯科的対応
・舌接触補助床★(図10), 軟口蓋挙上装置の作製

定期的に再評価

3 口腔内診査

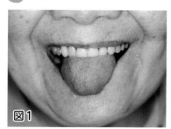

図1

4 スクリーニングテスト：RSST

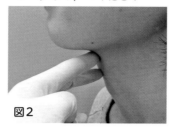

図2

4 スクリーニングテスト：MWST

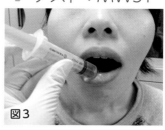

図3

5 精密検査：VE

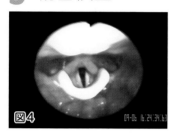

図4

5 精密検査：VF

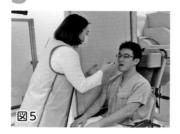

図5

5 VFの画像

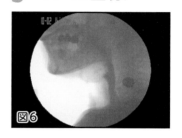

図6

6 適切な食形態や食事姿勢の設定

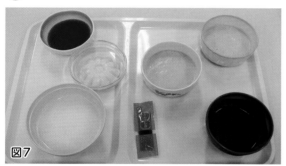

図7

食形態の調整の一例（ペースト食）

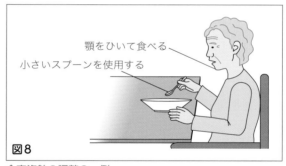

顎をひいて食べる
小さいスプーンを使用する

図8

食事姿勢の調整の一例

7 摂食嚥下リハビリテーションの指導

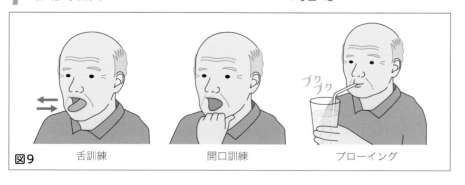

図9　　舌訓練　　　開口訓練　　　ブローイング

8 舌接触補助床

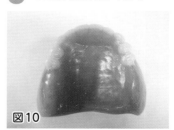

図10

4 全身疾患への対応

歯科疾患以外の全身疾患をもっている患者さんが歯科診療を希望されることがあります．その際には十分な準備と注意を払い，歯科処置により全身疾患が悪化しないようにしなければなりません．特に生命の維持に必要な呼吸器と循環器に疾患をもっている場合，それらが歯科治療中に悪化すると，生命に危機が及ぶような重篤な状態になりかねません．

そこで，呼吸器疾患の状態についてよく問診して，状態がよくない場合には処置の延期を検討します．酸素を吸入させながら歯科治療を行ったり，パルスオキシメータ（p.28参照）をはじめとする呼吸のモニタリングを行ったりしながら不測の事態に備えます．

循環器疾患では，心筋梗塞や狭心症などの虚血性心疾患★，心房細動★や心ブロック★などの不整脈に注意が必要で，当日の状態によって，治療の延期，血圧計・心電計を用いたモニタリング，酸素の吸入といった特別な条件で歯科処置を進めることもあります．

1. 呼吸器疾患

1 当日の呼吸状態の問診
・「熱があるか，息苦しいか，痰が絡まるか，咳が出るか」

歯科処置の延期

2 呼吸の状態を確認
・呼吸数，呼吸パターン，呼吸音を確認する．
・パルスオキシメータで血液中の酸素の割合を確認し（図1），経鼻カテーテル★を装着し（図2），酸素流量計で必要な酸素注入の準備をする（図3）．

3 酸素吸入下での処置（図4）
・術中はパルスオキシメータによるモニタリングを行う．

2. 循環器疾患

1 当日の循環器系の問診
・「動悸がするか，手足が震えるか，頭痛があるか，吐き気があるか，胸が痛むか」

歯科処置の延期

2 血圧測定（図5）**・心電図検査**

3 酸素吸入下での処置
・術中は血圧計，心電計によるモニタリングを行う（図6, 7）．

3. 注意すべき薬剤と全身疾患

全身疾患を併せもっている患者さんが，歯科診療所を訪れて歯科治療を希望する際には，歯科衛生士や歯科医師が医療面接をして，歯科治療が安全に行えるかを検討します．お薬手帳などに記載されている常用している薬剤から疾患が推測でき，治療に対する準備ができることがあります．表1にその一部を示します．

表1 注意すべき主な薬剤と全身疾患

薬剤の種類	疾患名	歯科治療における注意点
降圧薬	高血圧，糖尿病，脳梗塞，脳出血など	・血管収縮薬★を減らす
抗不整脈薬	期外収縮★，心房細動，心ブロックなど	・ストレスを与えないようにする
ステロイド薬★	喘息，肺炎，潰瘍性大腸炎，血小板減少性紫斑病★，アレルギー，腎炎，難病など	・観血的処置★には前もって内服量を増やしておく
向精神薬	うつ病，統合失調症，不眠症，てんかんなど	・突然の血圧低下，徐脈，意識喪失に備える
抗凝固薬	脳梗塞，心筋梗塞，心臓弁膜症★など	・観血的処置では確実に止血する
ビスホスホネート系薬剤★	骨粗鬆症，腫瘍など	・観血的処置で顎骨壊死★が起こることがあるので，治療の延期を検討する

呼吸器疾患

2 パルスオキシメータで確認

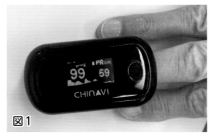

図1

3 パルスオキシメータによる持続的な呼吸モニタリング

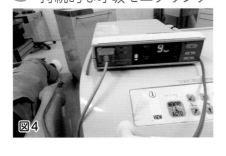

図4

2 経鼻カテーテルの装着

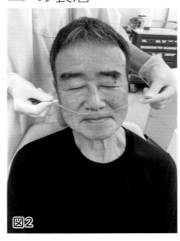

図2

2 酸素流量計

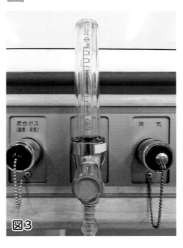

図3

循環器疾患

2 血圧測定

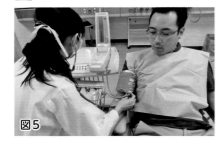

図5

3 血圧のモニタリング

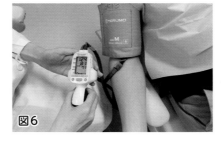

図6

3 呼吸と循環のモニタリング

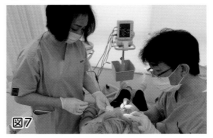

図7

5 周術期の対応

1. 周術期口腔機能管理とは

　日本人の死亡原因の第1位はがんです．一生のうち2人に1人はがんに罹患する計算となり，決して他人事ではない身近な病気です．がんの治療を含む現在の医療は，さまざまな医療職が協力して行う「チーム医療」が基本となっています．そのなかで歯科衛生士もチームの一員としてがん治療中の口腔機能管理を行い，円滑★にがん治療が進むよう支えることが期待されています．

　周術期とは，入院，麻酔，手術，回復といった一連の期間をさします．周術期口腔機能管理は，医科と歯科が連携して，がんなどの全身麻酔下での手術前後や化学療法★や放射線療法★の前後に口腔由来の合併症を予防するために，歯科で口腔機能管理を行うことです．術後肺炎などの合併症予防や挿管★時の歯の脱落防止，化学療法・放射線療法に伴う口腔粘膜炎や口腔内感染症などに対する支持療法として期待されており，患者さんの

QOLの向上や在院日数の短縮につながります（図1）．

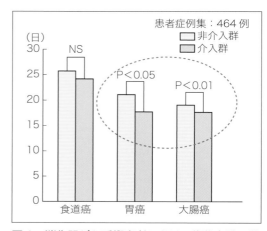

図1　消化器がん手術患者における術後在院日数
（信州大学医学部附属病院：周術期口腔機能管理活動報告書，2014年.）

2. 全身麻酔下手術症例での周術期における口腔由来の合併症

　周術期における口腔由来の合併症として，術後の誤嚥性肺炎や人工呼吸器関連肺炎★（VAP；Ventilator Associated Pneumonia）があげられます．周術期での口腔機能管理は，必然的に口腔内の細菌数の減少を目指した口腔衛生管理が中心となり，歯科衛生士による専門的口腔ケアが重要です．

3. 全身麻酔下手術症例での周術期口腔機能管理一連の流れ

　主治医より紹介があった全身麻酔下で手術予定の患者さんに対して，初診担当歯科医師が口腔内診査，パノラマエックス線写真撮影，義歯の状態，口腔衛生状態の確認および口腔内写真撮影を行い，周術期口腔機能管理計画書★を作成します．

　以下に示す流れに沿って，歯科衛生士による口腔内環境の改善を目指したブラッシング指導や口腔衛生処置を行います．手術前はブラッシング指導およびPTCを徹底して行い，なるべくプラークの付着がない口腔環境（プラークフリー）を目指します．また，患者さん自身が口腔内細菌のコントロールを行うことの重要性を理解することや，手術前後の歯科医師・歯科衛生士の介入の必要性を認識してもらうことが周術期口腔機能管理を進めていくうえで重要となります．手術後はICU（集中治療室），病棟へと往診して専門的口腔ケアを実施します．

1 術前（外来：経口摂取）
　・口腔内診査*
　・パノラマエックス線写真撮影
　・義歯の状態の確認
　・口腔衛生状態の確認
　・口腔内写真撮影
　・周術期口腔機能管理計画書作成
　・ブラッシング指導
　・スケーリング
　・PTC

2 手術前日（外来：絶食）
　・ブラッシング指導
　・スケーリング
　・PTC

3 急性期（ICU：絶飲食）（図2）
　・ICU（集中治療室）で専門的口腔ケア実施

4 安定期（病棟：絶飲食）
　・病棟へ往診して専門的口腔ケア実施

5 外来移動可能時（外来：経口摂取）
　・ブラッシング指導
　・スケーリング
　・PTC

*気管挿管の際に支障となる動揺歯や孤立歯がある場合→抜歯，動揺歯の固定処置などを検討

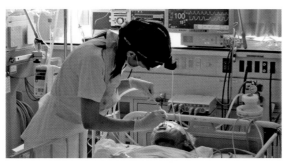

図2　術後1日目：ICUでの歯科衛生士による専門的口腔ケア

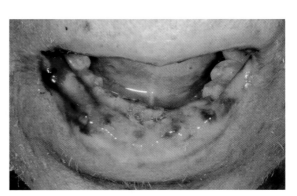

図3　化学療法中の口腔所見
口腔粘膜炎が認められ，接触痛や摂食障害を訴えている．専門的口腔ケアが必要である．

4. 化学療法による口腔への副作用

　抗がん剤などの化学療法による口腔領域への主な副作用としては，①口腔粘膜炎，②味覚異常，③カンジダなどの感染症，④唾液分泌低下による口腔乾燥，⑤歯性感染症の急性化があげられます（図3）．化学療法による口腔内への副作用を予防するためには，全身状態を考慮したうえで，化学療法を開始する前にリスクファクターとなりうる感染源の除去を行う必要があります．

5. 化学療法症例での周術期口腔機能管理

　化学療法を予定している患者さんでは，化学療法に使用される薬剤，血液検査などの検査結果から全身状態を把握し予想される副作用を考慮したうえで，初診担当歯科医師が，歯科治療の必要性や口腔衛生状態などの診査結果から周術期口腔機能管理計画書を作成します．化学療法を遂行するにあたり，問題となる抜歯適応歯などの感染のリスクファクターとなりうる所見があった場合は，患者さんの全身状態を考えたうえで，可能な範囲で抜歯などの歯科治療を行います．口腔粘膜炎の発症・重症化の予防を目的に，口腔衛生指導が重要となり，歯科衛生士はブラッシング指導を通してセルフケアの向上に努めます．加えて血液検査の結果を考慮して，適切にスケーリング，PTCを行い，良好な口腔内環境を目指します．

6 歯科訪問診療

1. 歯科訪問診療の必要性

　高齢化率（65歳以上人口が総人口に占める割合）が29％（2021年現在）を超えた超高齢社会のわが国では，歯科外来を受診する患者さんの高齢化が顕著となっています．車椅子での受診も珍しくなく，移動に伴う疲労が重荷となり，来院しただけで体調不良を訴えるケースもあります．なかには付き添い者も高齢で，老老介護の状態で受診する姿もみられます．このような状況から，歯科診療を希望しながら受診を諦めざるを得ない患者さんも想定されます．受診不能となった理由の上位をみると，脳血管疾患，認知症，パーキンソン病関連疾患など，日常生活に支障をきたす疾患がほとんどです．発症により，「住み慣れた地域でその人らしく最後まで生活したい」という希望が奪われてしまうこともしばしばあります．一方，歯科訪問診療を開始するきっかけについて，歯科医師を対象に調べたある調査では，自院に長らく通院していた患者さんや家族からの依頼が最も多くを占めています．患者さんの本意は，長らく信頼してきた主治医に診てもらいたいはずです．要介護状態になっ

ても，その期待に応えられるように地域内で助け合う「地域包括ケアシステム」という仕組みも構築され，歯科訪問診療（以下，訪問診療）のニーズは年々高まっています（図1）．

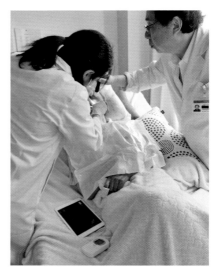

図1　歯科訪問診療の例

2. 外来診療と訪問診療との違い

　訪問診療は外来診療とは環境的に大きく異なります．訪問での環境は診療器材，衛生管理，危機管理体制などが歯科医院に比べて不利なため，リスクマネージメント★にとりわけ配慮が必要です．さらに医療従事者は，歯科診療所ではホスト★の立場で患者さんを迎えるのに対し，訪問先では逆にゲストとしてお邪魔し，診察を行わせていただく立場であることを認識する必要があります．患者さんのほとんどは有病者★なので，診療時には全身状態のモニタリングが必須です．痛みの訴えにはきちんと対応が必要ですが，全体として疾病の治癒をゴールと捉えるよりも，ある程度の障害とは共存し，生活復帰をゴールと捉えるのが妥当です（表1）．このために

は患者さんの生活環境を知ることが重要で，歯科医療従事者のみならず，医師，看護師，作業療法士や言語聴覚士，さらにはケアマネジャー，介護福祉士など介護職をも含めてよく話し合い，連携，協働することが求められます．

表1　外来診療と訪問診療の違い

外来診療	訪問診療
疾病の治癒（キュア）	障害との共存（ケア）
社会復帰	生活復帰
医院完結	地域医療連携

（細野　純氏　改変）

3. 往診と訪問診療

　往診と訪問診療は同義と捉えがちですが，定義上は異なります（表2）．往診は患者さんからの依頼時のみに実施するもので，いわば救急対応が該当します．一方，訪問診療は長期的な医療計画によって実施するもので，診療予約があることが前提となります．日常行われている患者さん宅での診療のほとんどは，訪問診療に該当します．

表2　往診と訪問診療

往　診	訪問診療
依頼時のみ実施	長期的な医療計画によって実施
外来診療の延長線上に位置	外来診療，病棟（入院）診療とは別

4. 訪問診療の概要

　訪問診療の一般的な流れ（図2）は，外来診療と同じです．しかし，診療環境が全く異なることから，特有の準備や配慮を必要とします．

① 器材の持ち合わせがないために診療できないことを避けるため，あらかじめ症状を把握しておき，不測の事態にも対応が可能な器材準備が必要です．

② 診療報酬の保険請求には，医療保険のみならず介護保険も該当しますが，患者さんの住まいの違いにより請求方法が異なります．介護保険制度をも含めた社会保険の理解が必要です．

③ 外来診療のような歯科医療従事者に限られた職種のみならず，医療，介護に関わる幅広い職種とのコミュニケーションが求められます．患者さんを中心として，全体を見る目を養うことが大切で，私たちに求められているものは何か，といった積極性やコミュニケーション能力が求められます．

④ 対象患者さんが有病者であることから，開口状態の保持や注水に伴う誤嚥リスクが高いことを考慮する必要があります．誤嚥予防のために，適切なポジショニング（よい姿勢をとること）のうえ，疲労の程度をみながら処置を行うことが大切です．

⑤ 感染管理や医療事故に対するリスクマネージメントは外来環境に比べると不利で，従事者のより一層の自覚と予防対応措置が求められます．

　なお，患者さん宅への移動手段は自家用車，公共交通手段，自転車，徒歩などさまざまですが，勤務地から原則半径 16 km の範囲内と医療保険で定められています．また，移動に伴う交通費は患者さんに別途請求が可能です．

　訪問診療における処置内容の頻度は調査報告により異なりますが，術者の専門領域によるところが大きいのが実情です．特徴としては，高齢者の残存歯数が増えているとはいえ，義歯などの歯科補綴処置が主体です．また，歯科衛生士による摂食嚥下リハビリテーションや口腔ケアを含めた保健指導もよく行われています．

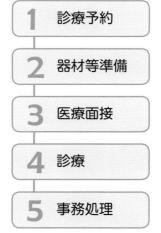

図2　歯科訪問診療の一般的な流れ

5. 訪問診療で使用する器材

　使用器材は，持ち運びが容易であることが絶対的な条件となります．注水を必要とする歯の切削や歯石除去などの一般処置には，ポータブルユニット（図3）とポータブルバキューム（図4）を使用します．一方，義歯のように口腔外でストレートハンドピースを使用する処置には，より小型の携帯マイクロモーターが頻用されています（図5）.

　初めて訪問診療を行うと，患者さんの口腔内がいかに暗いかを痛感します．視野が確保できないと診療効率，質が極端に低下することから，ヘッドランプなどの光源による視野の確保はきわめて重要です（図6）.

　訪問診療でもポータブルエックス線装置による画像診断が適用されています（図7）.

　患者さんとの信頼関係構築は外来，訪問診療にかかわらず大切です．特に患者さんの生活環境にお邪魔する訪問診療は，適切な診療テクニックに加えて，歯科医療従事者によるちょっとした会話，非言語コミュニケーションが，介護生活の癒しとなることは間違いありません.

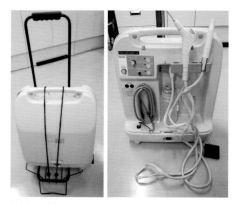

図3　ポータブルユニット

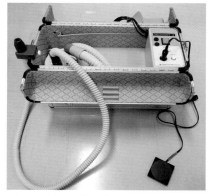

図4　ポータブルバキューム

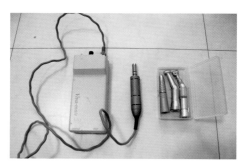

図5　携帯マイクロモーター

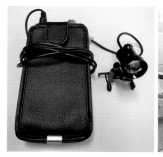

図6　歯科用ヘッドランプによる視野の確保

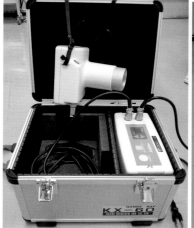

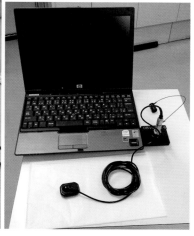

図7　ポータブルエックス線装置

Ⅱ編：参考文献

1) 全国歯科衛生士教育協議会監修：最新歯科衛生士教本　臨床検査. 医歯薬出版. 東京，2012.
2) 全国歯科衛生士教育協議会監修：最新歯科衛生士教本　顎・口腔粘膜疾患　口腔外科・歯科麻酔. 医歯薬出版，東京，2011.
3) 全国歯科衛生士教育協議会監修：最新歯科衛生士教本　歯科放射線. 医歯薬出版，東京，2009.
4) S.P. Ramfjord, et al. 著／加藤　熙ほか訳：ランフォード＆アッシュ　歯周病の基礎と臨床. 医歯薬出版，東京，1984.
5) 日本歯周病学会編：歯周病専門用語集. 医歯薬出版. 東京，2007.
6) 日本歯周病学会編：歯周病の診断と治療の指針. 医歯薬出版，東京，2007.
7) 全国歯科衛生士教育協議会監修：最新歯科衛生士教本　歯周病学　第 2 版. 医歯薬出版，東京，2015.
8) 全国歯科衛生士教育協議会監修：最新歯科衛生士教本　歯科予防処置論・歯科保健指導論　第 2 版. 医歯薬出版，東京，2020.
9) 全国歯科衛生士教育協議会監修：最新歯科衛生士教本　小児歯科　第 2 版. 医歯薬出版，東京，2021.
10) 全国歯科衛生士教育協議会監修：最新歯科衛生士教本　歯・口腔の健康と予防に関わる人間と社会の仕組み 1　保健生態学　第 3 版. 医歯薬出版，東京，2019.
11) 全国歯科衛生士教育協議会監修：最新歯科衛生士教本　咀嚼障害・咬合異常 2　歯科矯正. 医歯薬出版，東京，2011.
12) 塩田重利，富田喜内監修：最新口腔外科学　第 4 版. 医歯薬出版，東京，1999.
13) 全国歯科衛生士教育協議会監修：最新歯科衛生士教本　歯の硬組織・歯髄疾患　保存修復・歯内療法. 医歯薬出版，東京，2010.
14) 尾﨑哲則，埴岡　隆編著：歯科衛生士のための禁煙支援ガイドブック. 医歯薬出版，東京，2013.
15) 日本糖尿病学会編・著：糖尿病治療ガイド 2014－2015. 文光堂，東京，2014.
16) Chen YW, Umeda M, Nagasawa T, Takeuchi Y, Huang Y, Inoue Y, Iwai T, Izumi Y, Ishikawa I : Periodontitis may increase the risk of peripheral arterial disease. Eur J Vasc Endovasc Surg, 35（2）：153-158, 2008.
17) 沼部幸博，和泉雄一編著：歯科衛生士のためのペリオドンタルメディシン. デンタルハイジーン別冊，2009.
18) 安藤和枝ほか：歯の病的移動を伴う慢性歯周炎症例の長期臨床経過. 日歯周誌 49（3）：250-256，2007.
19) 全国歯科衛生士教育協議会監修：最新歯科衛生士教本　咀嚼障害・咬合異常 1　歯科補綴　第 2 版. 医歯薬出版，東京，2020.
20) 平識善大，藤田恵未，角　保徳：私たちが担う！「専門的口腔ケア」アドバンス編⑤ 周術期口腔機能管理～その 2 化学療法症例. デンタルハイジーン，35（9）：1006-1009，2015.
21) 平識善大，山田広子，角 保徳：私たちが担う！「専門的口腔ケア」アドバンス編④ 周術期口腔機能管理～その 1 全身麻酔下手術症例. デンタルハイジーン，35（8）：886-889，2015.
22) 全国歯科衛生士教育協議会監修：最新歯科衛生士教本　障害者歯科　第 2 版. 医歯薬出版，東京，2013.
23) 全国歯科衛生士教育協議会監修：最新歯科衛生士教本　高齢者歯科　第 2 版. 医歯薬出版，東京，2013.
24) 日本歯科衛生士会監修：歯科衛生士のための摂食嚥下リハビリテーション第 2 版. 医歯薬出版，東京，2019.
25) 厚生労働統計協会編：国民衛生の動向 2022/2023. 厚生労働統計協会，2022.

さくいん

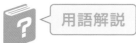

用語解説

本文中の★印の用語に解説を付しました

I編

・1章・

p.03

言語聴覚士：聞く・話す，嚥下などの機能障害に対して訓練・指導・助言をする医療職．歯科衛生士と同様の国家資格．スピーチ・セラピスト．略称は「ST」．

p.04

循環器疾患：脳や心臓の血管の障害．

審美：美しさ．

p.05

ライフステージ：人の成長・生活の時期・段階．

・2章・

p.06

概形印象採得：歯のおおよその型を得ること．研究用模型・作業用模型を得るために行われる．

p.09

綿花：口の中や歯に薬をつけるときに使う滅菌消毒済みの綿．

p.12

血餅：血液が固まり，餅状になった状態．

膿汁：うみ．

・3章・

p.14

ハンドピース：歯や詰め物・入れ歯を削るときに使う器具．多くはモーターが内蔵されていて，使う場所・物に合わせて先端にいろいろな形の道具をつけて削る．

p.17

暫間固定：一時的に歯の動揺を抑えて歯周組織への悪影響を減らす処置．歯と歯を針金（ワイヤー）や接着性のレジン（歯科用プラスチック）で固定する方法がある．

膿瘍：体の組織内に膿がたまった状態．

リベース：入れ歯の裏側にレジンを盛り直して，よく合うようにすること．

II編

・1章・

p.26

罹患：病気に罹ること．

PTC：歯科医師・歯科衛生士が行う専門的口腔清掃．

・2章・

p.28

パルスオキシメータ：動脈血中の酸素の割合（経皮的動脈血酸素飽和度；SpO_2）から呼吸の様子がわかる機器．同時に脈拍数も測定できる．

p.31

ポケットデプス（PD）：ポケット深さ．歯周プローブを使って計測する．深さが歯周病の指標になる．

p.32

マクロレンズ：撮りたいものに近寄って撮影できるようなカメラ用の特別なレンズ．

ストロボ：写真を撮影するときに使われる照明装置．撮影するときだけ強く光る．口の中に影をつくらないよう光る部分がレンズ周囲に配置してある．

イメージングプレート（IP）：エックス線フィルムの代わりに使用されるもので，現像処理を必要とせずに画像をデジタル化できる．

CCDセンサー：エックス線を感知する半導体センサー．エックス線画像を直接デジタル信号として得ることができる．

p.34

麻痺：しびれて感覚のないこと．

p.36

口腔習癖：口が関係するさまざまな癖．口やあご，歯並びの変形の原因になることが多い．

p.38

哺乳障害：母乳（哺乳ビンのミルクも）を飲むことができない状態．

正中過剰歯：中央の歯（前歯）の間にみられる，通常より多く生える歯で，上顎に多い．

コンサルテーション：相談にのること．

p.40

う蝕病原細菌：う蝕の原因菌のことで *Streptococcus mutants*（ストレプトコッカス・ミュータンス），*Streptococcus sobrinus*（ストレプトコッカス・ソブリナス）などがある．

抗う蝕作用：う蝕になりにくくする作用．

ラバーダム防湿：治療する歯をゴムシートで口の中と区分けする操作のこと．唾液で濡れない，器具の落下を防ぐ，頬や舌を避けるなど，治療しやすくするために行う．

p.41

填入：詰め物を詰めること．塡塞と同じ意味．

光重合：強い光を当てて，プラスチックのように歯科材料を固めること．

p.42

局所応用：全身ではなく，体の一部（口腔内など）に処置や薬を使うこと．

ゲル状：半個体の状態．（例：豆乳がゾル，豆腐がゲル）

フルオロアパタイト：フッ素がくっついた骨・歯の成分．フッ素がつくとう蝕になりにくくなる．

平滑面う蝕：エナメル質の滑らかな面にできる進行が遅いう蝕.

p.44

バイオネーター：可撤式の機能的矯正装置の一種で，レジン床と比較的太いワイヤーで構成される．成長期に上下顎の位置関係の改善に用いられる.

チンキャップ：可撤式の顎外固定装置の一種で，頭部を固定源としてゴムの力でオトガイを後上方に牽引する．下顎の成長の抑制や成長方向の変更を目的に用いられる.

マルチブラケット装置：最も広く使用されている固定式の矯正装置．個々の歯に装置を装着し，そこに通した細いワイヤーが発揮する力で，すべての歯を三次元的に移動することができる．セラミック製の目立たない装置が普及している.

口腔筋機能療法（MFT）：Myofunctional therapy. 歯列を取り巻く口腔周囲筋の機能を改善する訓練法.

p.46

主訴：患者の一番困っていること.

家族歴：家族の構成や病気，死因などの情報.

現病歴：今かかっている病気の発症，症状や治療の経過.

急性症状：急に現れて，わかりやすい症状．痛みや腫れが多い.

バンド：歯に巻いた金属の帯．矯正治療でいろいろな装置を装着できる.

スクリュー：ネジ.

ろう着：低い温度で溶ける金属（ろう）を溶かして，別の金属と金属を接合すること.

p.48

囊胞：体の中にできる袋状の病気.

神経疾患：神経に起こる病気.

エックス線CT：X-ray computed tomography；エックス線コンピュータ断層撮影法．身体の横断断層を撮影するエックス線装置．画像は体を輪切りにしたデジタル画像として得られ，これらの画像を組み合わせると，立体画像を構築することができる.

MRI：magnetic resonance imaging；磁気共鳴撮影法. 磁場の力を用いて生体の任意の方向の断層像を得ることのできる画像診断法．硬組織のみならず軟組織も撮像でき，性状の判断もできる.

生検：ある病変を病理組織学的に診断する目的で，その一部あるいは全部を切除すること．病理診断組織がその病変の診断を確定することになる.

p.49

術野の明示：処置を行う場所を見やすくはっきりとさせること.

線維腫：体を形作る筋（すじ）が集まった状態の病気．癌ではない.

アフタ性口内炎：口の中にできる丸く白い潰瘍性の炎症.

口腔扁平苔癬：主に頰粘膜にみられる異常な角化を示す状態．口腔潜在的悪性疾患（前がん病変）といわれる.

p.50

断端：折れたものの断面.

歯の修復処置：歯の欠けた部分を治す処置.

脱臼：関節が外れたり，歯がグラグラの状態になること（例：関節の脱臼，歯の脱臼）．不完全脱臼歯は骨から外れた状態だが抜けてはいない.

観血的整復固定術：外科的に（手術をして）折れた部分の骨を元に戻して固定すること.

非観血的整復固定術：手術をしないで骨折のずれを治して動かないように固定する処置.

徒手整復術：骨折してずれた骨や，脱臼で外れた関節を手で元に戻すこと.

p.52

麻酔奏効：麻酔が効いた状態.

搔爬：かき取る，またはかき出すこと.

鋭匙：組織をかき取るのに用いるスプーン状の医療器具.

p.54

化膿：膿むこと.

豊隆部：ふくらんだ部分.

粘膜骨膜弁：骨を覆っている粘膜と骨膜をメスで切開し，剝離子で引き剝がした弁状の組織.

鉤（鈎）：切り開いた手術部を広げて見やすくする道具.

エアータービンバー：圧搾空気で高速回転させて歯を削る装置（エアータービンハンドピース）につける器具.

鋭縁：とがった縁のこと.

p.56

擦過細胞診：口腔粘膜の病変をブラシでこすり取り（擦過し），細胞を光学顕微鏡により検討する診断法.

病理組織検査：病変部から採取された検体の病理学的な検査診断．疾病の診断，病期，治療方針，予後などに具体的，直接的に関与していく.

口腔カンジダ症：カンジダというカビが原因で口に生じる病気.

帯状疱疹：ヘルペスウイルスの感染で皮膚（神経の走り方に沿って）に水疱が現れる.

褥瘡性潰瘍：床ずれ．同じ姿勢で寝ていると骨と床に圧迫される部分は血液循環が悪く傷（褥瘡）から深い潰瘍になる．入れ歯でも口腔粘膜に似た症状が起こることがある.

正中菱形舌炎：舌の中央部がつるつるになって，ざらざらな乳頭がなくなっている状態．ほとんど治療は必要としない.

フォーダイス斑：通常，皮膚にある皮脂腺が，口の中の頰に当たる部分に見ることができるもの.

p.58

Minimal Intervention Dentistry：生涯を通じて歯を温存するために，再石灰化可能で健全な歯質を保存することを目的としたう蝕治療の概念（2017年再定義）.

酸蝕症：酸が原因で歯のエナメル質が浸食されること.

アブフラクション：咬合などの力によるエナメル小柱（エナメル質を形作るもの）の小さな破折．くさび状欠損の原

因といわれている.

p.59

象牙細管：歯髄からエナメル質まで届く象牙質の中の構造．この中に象牙芽細胞の一部が入り込んでいる.

象牙細管内のタンパク質凝固：象牙細管内の組織液を固めてその動きを止めることで知覚過敏を抑えること.

象牙細管開口部の封鎖：歯肉が下がったことでセメント質が取れて象牙細管が露出し，象牙質知覚過敏を起こす．蓋をすることで知覚過敏を抑える.

レジン：歯科治療に用いる合成樹脂＝プラスチックのこと.

p.60

高フッ化物徐放性グラスアイオノマーセメント：グラスアイオノマーセメントで，徐々にフッ化物を放出するため，う蝕抑制効果が大きいとされるもの.

コンポジットレジン：う蝕や摩耗，破折などで失った歯質を回復するのに使用される歯科用プラスチック材料．歯に似た色と硬さがあり，最も広く用いられている．略称は「CR」.

セラミックス：瀬戸物．石の粉を溶かしてつくったもの.

p.61

窩洞形成：う蝕を取り除いて充填（詰める）材を入れやすくする操作.

印象採得：口腔内の状態を模型として再現するための型採りをすること.

咬合採得：上下のあごの位置関係を口腔外で再現するために行われる処置.

p.62

多発性根面う蝕：根面う蝕が多く発生すること.

エナメル質白斑：エナメル質の不透明で白濁してみえる部分のことをいう．う蝕の始まりや形成不全のときにみられる.

粗糙感：ざらざらしている様.

0.05％ NaF 配合洗口剤：毎日使用する場合のフッ化ナトリウム濃度の洗口剤．使う間隔が開く場合は濃度が濃い洗口剤を使用する.

フッ化ジアンミン銀 38％水溶液：乳歯の多発性う蝕の進行抑制に用いられる薬．高齢者の根面う蝕の治療に使用されることもある．塗布部分（う蝕部分）は黒くなる.

p.63

象牙芽細胞：象牙質をつくる細胞．その細胞の一部（突起）を象牙細管内に入れている.

p.64

象牙質様硬組織（デンティンブリッジ）：う蝕の除去などで露出した歯髄に，治そうとしてできる象牙質に似た構造物.

p.65

リーマー・ファイル：きり・やすりのことで，細いものから順に用いて根管内面の形を整える歯科用小器具.

根管充填：歯髄を取り除いた後や感染根管を消毒した後に，細菌に感染しないよう，空洞になった歯髄の入っていた部分を樹脂やセメントで塞ぐこと.

髄室開拡：歯髄を除去するときに，歯髄のある部屋を大きく開け広げること.

天蓋除去：歯髄を覆う象牙質の天井を取り除き歯髄組織をむき出しにすること．歯髄除去をするときに行う処置.

p.66

逸脱：外れること.

硬組織：歯や骨などの硬い構造物のこと.

狭義：ある事柄に限った条件での定義．反対語は広義.

マニキュア：爪に塗るのと同じように，きれいにしたいと思う色を歯の表面に塗ること.

ラミネートベニア修復：変色や形成不全歯の表面を一層削り，プラスチックかセラミックスでつくった板状のもの（ベニア）を貼りつけて形態と色調を回復する治療.

アンチエイジング：老化に抗うこと．若返り.

p.67

ウォーキングブリーチ：歯の内部が変色している場合，神経の入っていた歯髄腔に漂白剤を入れる漂白法．歯内療法（根管充填）の済んだ歯に行われる.

p.68

サポーティブペリオドンタルセラピー（SPT）：歯周治療，歯周外科治療，口腔機能回復治療により病状安定となった歯周組織を維持するための処置.

アタッチメントレベル（AL）：セメント-エナメル境（CEJ）から歯周ポケット底部までの距離.

根分岐部病変：2 根や 3・4 根にわかれた歯根の分岐部の炎症.

プラークコントロールレコード：プラーク付着状況の検査の 1 つ．歯面に付着したプラークを歯垢染色剤で染め出して判定する．口腔清掃状況の評価に使用する.

p.69

慢性炎症：痛みや腫れが強くないものの，長く続いている症状.

p.70

TBI：Tooth Brushing Instruction．口腔清掃用具の使い方の指導.

スケーリング：歯に付着した歯肉縁上および歯肉縁下のプラークや歯石その他の沈着物をスケーラーを使用して除去すること.

ルートプレーニング：歯肉ポケット内の歯根面の細菌や病的セメント質をスケーラーを使用して除去し，生物学的に為害性のない滑らかな根面をつくりだし，歯肉と歯根面との付着を促すこと.

プラークリテンションファクター（炎症性修飾因子）：プラークが付着しやすくなる要素.

プラークチャート：プラークの付着状態を記録したもの.

p.71

位相差顕微鏡：染色しなくても細菌を観察できる顕微鏡．患者の口腔から採取したプラーク細菌の動きを患者自身に

観察してもらい，モチベーションを高めることによく利用される．

リスクファクター：病気などになりやすい要因．

p.72

てんかん：脳の神経細胞が異常な興奮を繰り返し，感覚や運動に異常，失神などを起こす病気．

仮性ポケット：歯を支える骨が溶けるのではなく，歯肉が腫れてできた歯と歯肉の間のポケット．歯周病が進行して歯を支える骨が溶けてできた歯肉と歯の間が歯周ポケット．

p.73

エナメルマトリックスタンパク質：歯周治療のときにセメント質を新しくつくるように働く成分．商品名はエムドゲイン®．

組換え型ヒト bFGF：歯周治療に使う薬．傷が治るように働く線維芽細胞を積極的につくるタンパク質．遺伝子操作でつくられる．

p.76

歯科補綴：歯の欠損で咬む（噛む），声を整える．顔形を整えるなど口腔機能の障害を回復するために，人工的に歯を補う処置．歯1本から28本全て歯がないケース，あごの骨の一部を回復することまで含まれる．

歯冠修復：う蝕によって失われた歯の一部に詰め物をする処置．歯で食べ物をかむ，顔の形を整えるなどの役目がある．

歯冠補綴：食べ物をかむ，声を整える，顔かたちを整えるなど，働きを回復するために歯に行う処置．

4/5冠：奥歯（臼歯部）の歯面5つのうち，4つの面を覆うような詰め物．1つでも咬頭を詰め物で覆うと冠という．

p.77

挺出：上下の噛み合う歯がなくなることで，歯が本来の位置より突出してくること．

クラスプ：部分入れ歯を安定させるため，残っている歯に引っかけるための装置．ワイヤーを曲げたり，金属で鋳造してつくる．

p.78

全部鋳造冠：鋳造でつくった歯面全部を覆う金属冠．

陶材焼付鋳造冠：金属と陶材を高温で溶着させ，色と形を天然歯に似せたかぶせもの．

セラミッククラウン：陶磁器製の歯にかぶせるもの．

CAD/CAM システム：コンピュータを使った設計・製作のシステム．形成した歯を撮影印象し，それをもとにセラミックブロックを削り出して補綴物をつくる．

前装：歯の見える面を歯と似た色の材料でカバーすること．レジンや陶材の前装など．

p.79

顎堤粘膜：入れ歯が乗る部分の粘膜．土手．歯を抜いたことで小さくなった顎の骨と歯があった部分に入れ歯が入る．

失活歯：生活歯髄のない歯．残せる歯で，根管充填が済め

ば，修復，補綴治療を行う．

支台築造：う蝕などによって歯冠が大きく失われたとき，クラウンやブリッジなどの補綴治療が行えるように支台をつくること．

支台築造印象：支台築造のため型採りすること．

試適：仮に合わせてみること．

p.81

天然歯：もともと生えている歯のこと．

インプラント周囲炎：顎骨内に埋め込まれたインプラント体周囲組織の炎症．

p.82

有床義歯：土手のついた入れ歯．

フレームワーク：金属床とよばれる入れ歯の金属でできた歯・土手以外の部分．

p.83

老人性顔貌：老人のような顔つき．

リコール：う蝕や歯周病の予防，補綴装置の予後管理のため，患者さんに再来院してもらい評価，指導，処置を行うこと．

口蓋隆起：うわあご（口蓋）の中央が硬く盛り上がっている状態．

p.84

精密印象：詰め物，入れ歯など口の中に装着するものをつくるために，口の中の形を正確・細密に模型で再現するために行う型採りの方法．

メタルフレーム：一体の金属でできている入れ歯のばねや土手をつなぐ部分．

床辺縁部：入れ歯は人工歯と義歯床で構成されているが，その義歯床の辺縁をいう．

モデリングコンパウンド：口の中の型採りに使う歯科材料．温めると軟らかくなり，温度が下がると硬くなる．

p.89

味蕾：味覚を感じる器官．

平滑舌：表面にみられるはずの凹凸がみられない舌．食事の味がわかりにくくなる症状が出る．

裂溝舌：表面に深い溝ができている舌．

咬耗：噛むことで歯がすり減った状態．

摩耗：すり減ること．

オーラルジスキネジア：身体の部分が（意思とは関係なく）勝手に動いてしまう状態（ジスキネジア）が，口で起こること．高齢者では口や舌の不随意運動が多い．

フレイル：加齢に伴う機能の衰えによって要介護状態に陥りやすい状態を"フレイル"（虚弱）という．フレイルは健康と要介護状態の中間であり身体的，精神的と社会的フレイルがある．歯科保健指導，歯科治療と口腔機能訓練を行い高齢者の口の健康リテラシーと口腔機能を向上させることで，口腔機能低下症に陥りやすい状態のオーラルフレイルを防ぐことができる．

中枢神経系の障害：脳に病気の原因がある障害．

p.90

パーキンソン病：Parkinson 病．脳での神経の信号のやりとりする成分が失われて起こる運動障害．

口腔咽頭腫瘍：口と□に続く喉の腫瘍（できもの）．

スクリニーングテスト：詳しい検査に進む必要があるか判断するための方法．

既往歴：これまでに経験した病気の発症，症状や治療の経緯．

反復唾液嚥下テスト：30秒間に何回唾液を嚥下できるか，喉頭隆起を触診して観察する．3回以上が正常として評価する．

改訂水飲みテスト：3mL の冷水を嚥下するところを観察する．嚥下の有無，むせや呼吸状態から評価する．

舌接触補助床：舌と口蓋を接触しやすくすることで構音や嚥下機能を回復させる口蓋に装着される補綴装置．

p.92

虚血性心疾患：心臓の筋肉に血液が十分にいきわたらない病気．

心房細動：心房が不規則に速く動いて，血液が循環しない状態．

心ブロック：心臓が動くために働く部分が障害され，心拍が飛んだり遅くなったりする症状．

経鼻カテーテル：鼻孔に浅く入れて酸素を吸入させるのに用いる管．

p.93

期外収縮：規則的な心臓の動きのタイミングからずれた脈．不整脈の一種．

血管収縮薬：血管を収縮させる薬剤で麻酔効果の時間を長くしたり，処置部からの出血を抑えるために用いる．歯科では局所麻酔薬に配合されている．

ステロイド薬：副腎皮質ホルモンが主成分の薬．治りにくい病気を抑えるのに使用される．

血小板減少性紫斑病：血小板が少ないため，出血しやすく皮下に青あざができやすい病気．

観血的処置：出血を伴う処置．外科処置．

心臓弁膜症：心臓にある弁の働きが悪くなった状態．

ビスホスホネート系薬剤：骨が弱くなる骨粗鬆症などの治療のために使う薬．歯科では服用している患者の抜歯などの処置に注意が必要になる．

顎骨壊死：あごの骨の一部が感染や薬物などで死んだ状態．

p.94

円滑：スムーズな様．

化学療法：悪性腫瘍の治療に抗がん剤を用いる方法．

放射線療法：がんの治療法の１つ．がんの部分を狙って強力な放射線を当ててがんを抑える方法．

挿管：口や鼻から気管や食道に管を挿入すること．全身麻酔のときには気管内に管を入れて呼吸を維持する．

人工呼吸器関連肺炎（VAP）：人工呼吸器が原因となる可能性のある肺炎．

周術期口腔機能管理計画書：手術前後に口腔機能を歯科的に管理することで，感染を予防し，機能回復を早めるための計画書．健康保険の請求にも使用される．

p.96

リスクマネージメント：病気などになりやすい要因を調整すること．

ホスト：客を迎える側の主人．ホストに対する言葉がゲスト（客）．

有病者：病気をもっている人．

【著者略歴】（執筆順）

松井恭平（まつい きょうへい）
1973 年　東京歯科大学卒業
1990 年　千葉県立衛生短期大学 教授
2009〜2013 年　千葉県立保健医療大学 教授
2019 年　千葉県立保健医療大学 名誉教授

船奥律子（ふな おく りつ こ）
1981 年　四国歯科衛生士学院卒業
1989 年　四国歯科衛生士学院専門学校 教務主任
2022 年　四国歯科衛生士学院専門学校 校長

白鳥たかみ（しら とり たかみ）
1983 年　東京歯科大学附属歯科衛生士専門学校卒業
1993 年　東京歯科大学歯科衛生士専門学校 教務主任
2017〜2022 年　東京歯科大学短期大学 講師

森崎市治郎（もり さき いち じ ろう）
1974 年　大阪大学歯学部卒業
1984 年　大阪大学歯学部 講師（小児歯科学講座）
1989 年　大阪大学歯学部附属病院障害者歯科治療部 助教授
1992 年　大阪大学歯学部附属病院障害者歯科治療部 部長
2000 年　大阪大学歯学部附属病院障害者歯科治療部 教授
2015 年　梅花女子大学看護保健学部 教授（口腔保健学科）
2017 年　梅花女子大学大学院看護保健学研究科 教授（口腔保健学専攻）
2022 年　梅花女子大学大学院 客員教授

深山治久（ふか やま はる ひさ）
1981 年　東京医科歯科大学歯学部卒業
1985 年　東京医科歯科大学大学院修了（歯科麻酔学）
2000 年　東京医科歯科大学大学院 助教授
2004 年　鶴見大学歯学部 教授
2010 年　東京医科歯科大学大学院 教授
2020 年　東京医科歯科大学名誉教授

川原博雄（かわ はら ひろ お）
1988 年　徳島大学歯学部卒業
1995 年　川原歯科医院開設
2021 年　徳島大学大学院卒業
2021 年　川原歯科医院勤務

村上秀明（むら かみ しゅう めい）
1988 年　大阪大学歯学部卒業
1992 年　大阪大学大学院歯学研究科修了
2000 年　大阪大学大学院 准教授（歯科放射線学教室）
2017 年　大阪大学大学院 教授

荒川浩久（あら かわ ひろ ひさ）
1977 年　神奈川歯科大学卒業
1989 年　湘南短期大学歯科衛生学科 非常勤講師
2000 年　神奈川歯科大学 教授（口腔衛生学）
　　　　〔現神奈川歯科大学大学院口腔科学講座〕
2018 年　神奈川歯科大学・神奈川歯科大学短期大学部 特任教授

新井一仁（あら い かず ひと）
1987 年　日本歯科大学歯学部卒業
1993 年　日本歯科大学大学院修了
1997 年　日本歯科大学歯学部 講師
2000〜2001 年　Harvard 大学 Visiting Assistant Professor
2008 年　日本歯科大学生命歯学部 准教授
2009 年　日本歯科大学生命歯学部 教授

酒巻裕之（さか まき ひろ ゆき）
1986 年　日本大学松戸歯学部卒業
2007 年　日本大学松戸歯学部 准教授（顎顔面外科学講座）
2009 年　千葉県立保健医療大学健康科学部 教授（歯科衛生学科）
2018 年　北原学院千葉歯科衛生専門学校 非常勤講師（兼任）

吉羽邦彦（よし ば くに ひこ）
1984 年　新潟大学歯学部卒業
1988 年　新潟大学大学院歯学研究科修了（歯科保存学）
2008 年　新潟大学大学院医歯学総合研究科 准教授（口腔健康科学講座う蝕学分野）
2018 年　新潟大学大学院医歯学総合研究科 教授（口腔生命福祉学講座口腔保健学分野）

稲垣幸司（いな がき こう じ）
1982 年　愛知学院大学歯学部卒業
1989 年　愛知学院大学歯学部 講師（歯周病学講座）
2000〜2001 年　ボストン大学歯学部健康政策・健康事業研究講座客員研究員
2005 年　愛知学院大学歯学部 助教授（歯周病学講座）
2007 年　愛知学院大学短期大学部 教授（歯科衛生学科）

高阪利美（こう さか とし み）
1974 年　愛知学院大学歯科衛生士学院卒業
1982 年　愛知学院短期大学卒業
1993 年　愛知学院大学歯科衛生専門学校 教務主任
2004 年　佛教大学社会福祉学科卒業
2006 年　愛知学院大学短期大学部 准教授（歯科衛生学科）
2012 年　愛知学院大学短期大学部 教授（歯科衛生学科）
2021 年　愛知学院大学 特任教授
　　　　愛知学院大学短期大学歯科衛生士リカレント研修センター 副センター長

若林則幸（わか ばやし のり ゆき）
1988 年　東京医科歯科大学歯学部卒業
1992 年　東京医科歯科大学大学院修了（歯科補綴学）
1994 年　東京医科歯科大学歯学部附属病院 助手（補綴科）
2006 年　岩手医科大学歯学部 助教授（歯科補綴学）
2009 年　東京医科歯科大学大学院 准教授（部分床義歯補綴学）
2013 年　東京医科歯科大学大学院 教授（部分床義歯補綴学）
2017 年　東京医科歯科大学歯学部附属病院長
2020 年　東京医科歯科大学 理事・副学長

とはら はるか
戸 原 　玄
1997 年　東京医科歯科大学歯学部卒業
1998 年　東京医科歯科大学大学院（老化制御学系専攻高
　　　　　齢者歯科学分野）
1999〜2000 年　藤田保健衛生大学医学部リハビリテー
　　　　　　　　ション医学講座研究生
2001〜2002 年　ジョンズホプキンス大学医学部リハビリ
　　　　　　　　テーション科研究生
2005 年　東京医科歯科大学歯学部付属病院高齢者歯科 助手
　　　　　東京医科歯科大学歯学部付属病院摂食リハビリ
　　　　　テーション外来 外来医長
2008 年　日本大学歯学部 准教授（摂食機能療法学講座）
2013 年　東京医科歯科大学大学院 准教授（高齢者歯科学
　　　　　分野）
2020 年　東京医科歯科大学大学院 教授（摂食嚥下リハビ
　　　　　リテーション学分野）

すさ ちあき
須 佐 千明
2005 年　東京医科歯科大学歯学部卒業
2009 年　東京医科歯科大学大学院修了（高齢者歯科学分
　　　　　野）
2010 年　武蔵野赤十字病院 特殊歯科・口腔外科（非常勤）
2014 年　東京医科歯科大学歯学部附属病院 医員
2015 年　東京医科歯科大学大学院 非常勤講師（高齢者歯
　　　　　科学分野）
2020 年　東京医科歯科大学大学院 非常勤講師（摂食嚥下
　　　　　リハビリテーション学分野）

すみ やす のり
角 　保 徳
1981 年　東京医科歯科大学歯学部卒業
1985 年　名古屋大学大学院医学研究科修了（医学博士）
1986 年　名古屋大学医学部 助手
1990 年　名古屋大学医学部 講師
　　　　　小牧市民病院歯科口腔外科 部長
2004 年　国立長寿医療センター先端医療部口腔機能再建
　　　　　科 医長
2010 年　独立行政法人国立長寿医療研究センター病院先
　　　　　端診療部歯科口腔外科 医長
2011 年　国立長寿医療研究センター歯科口腔先進医療開
　　　　　発センター歯科口腔先端診療開発部 部長
2014〜2022 年　国立長寿医療研究センター／歯科口腔先
　　　　　　　　進医療開発センター センター長

もり や めぐみ
守 谷 恵 未
2011 年　愛知学院大学短期大学部歯科衛生学科卒業
2012 年　愛知学院大学短期大学部専攻科卒業
　　　　　名古屋市立大学病院歯科衛生士卒後研修修了
　　　　　独立行政法人国立長寿医療研究センター先端診
　　　　　療部歯科口腔外科
2017 年　徳島大学大学院口腔科学教育部口腔保健学専攻
　　　　　博士前期課程卒業
　　　　　徳島大学大学院口腔科学教育部口腔保健学専攻
　　　　　博士後期課程在学中

なか の ゆう
中 野 有 生
2016 年　千葉県立保健医療大学健康科学部歯科衛生学科
　　　　　卒業
　　　　　独立行政法人国立長寿医療研究センター先端診
　　　　　療部歯科口腔外科
2019 年　徳島大学大学院口腔科学教育部口腔保健学専攻
　　　　　博士前期課程卒業
　　　　　徳島大学大学院口腔科学教育部口腔保健学専攻
　　　　　博士後期課程在学中

いし だ りょう
石 田 　瞭
1996 年　岡山大学歯学部卒業
1998 年　Johns Hopkins University（Maryland, USA）留
　　　　　学
2000 年　昭和大学大学院歯学研究科修了（口腔衛生学）
2000 年　昭和大学歯学部 助手（口腔衛生学）
2003 年　岡山大学医学部・歯学部附属病院 特殊歯科総合
　　　　　治療部 講師
2008 年　東京歯科大学講師（摂食・嚥下リハビリテーショ
　　　　　ン・地域歯科診療支援科）
2011 年　東京歯科大学 准教授
2015 年　東京歯科大学 教授（口腔健康科学講座 摂食嚥下
　　　　　リハビリテーション研究室）

【編者略歴】

松井 恭平
　1973 年　東京歯科大学 卒業
　1990 年　千葉県立衛生短期大学 教授
　2009 年〜2013 年　千葉県立保健医療大学 教授
　2019 年　千葉県立保健医療大学 名誉教授

森崎 市治郎
　1974 年　大阪大学歯学部卒業
　1984 年　大阪大学歯学部 講師（小児歯科学講座）
　1989 年　大阪大学歯学部附属病院障害者歯科治療部 助教
　　　　　授
　1992 年　大阪大学歯学部附属病院障害者歯科治療部 部長
　2000 年　大阪大学歯学部附属病院障害者歯科治療部 教授
　2015 年　梅花女子大学看護保健学部 教授（口腔保健学科）
　2017 年　梅花女子大学大学院看護保健学研究科 教授（口
　　　　　腔保健学専攻）
　2022 年　梅花女子大学大学院 客員教授

白鳥 たかみ
　1983 年　東京歯科大学附属歯科衛生士専門学校卒業
　1993 年　東京歯科大学歯科衛生士専門学校 教務主任
　2017〜2022 年　東京歯科大学短期大学 講師

船奥 律子
　1981 年　四国歯科衛生士学院卒業
　1989 年　四国歯科衛生士学院専門学校 教務主任
　2022 年　四国歯科衛生士学院専門学校 校長

歯科衛生士のための歯科臨床概論 第2版　ISBN978-4-263-42294-6

2016 年 3 月 25 日　第 1 版第 1 刷発行
2019 年 1 月 20 日　第 1 版第 4 刷（増補）発行
2021 年 1 月 20 日　第 1 版第 6 刷発行
2022 年 1 月 20 日　第 2 版第 1 刷発行
2024 年 1 月 20 日　第 2 版第 3 刷発行

　　　　　　　　　　　　編　者　松 井 恭 平 ほか
　　　　　　　　　　　　発行者　白 石 泰 夫
　　　　　　　　　　　発行所　医歯薬出版株式会社

〒113-8612　東京都文京区本駒込 1-7-10
TEL. (03)5395-7638（編集）・7630（販売）
FAX. (03)5395-7639（編集）・7633（販売）
https://www.ishiyaku.co.jp/
郵便振替番号　00190-5-13816

乱丁，落丁の際はお取り替えいたします　　　　印刷・教文堂／製本・皆川製本所
© Ishiyaku Publishers, Inc., 2016, 2022. Printed in Japan